抗癌飲食實用版

這樣吃，
癌細胞會消失

암을 이기는 최고의 식사법

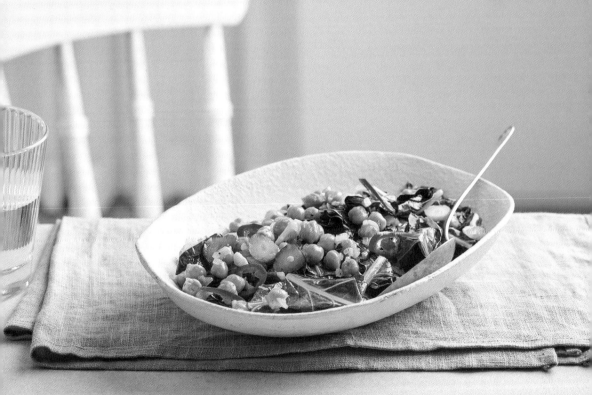

介紹簡單好做、幫助提振食欲的抗癌料理

　　癌症位居國人十大死因的第一名，癌症患者人數逐年增加；與此同時，也有越來越多人來到「Market On Off」諮詢抗癌食譜，總總原因都讓我們感受到抗癌食譜的重要性。因此我們致力於開發、規劃處方食譜，希望能為癌症患者及照護者提供實質性幫助。不論是被診斷出癌症並動過手術的患者、協助家人抗癌的過程中遇到飲食方面困難的照護者，還是癌症痊癒後想避免復發而苦思如何準備餐點的人⋯⋯針對各種抗癌狀況，我們都收集了多方建議並再三研究。

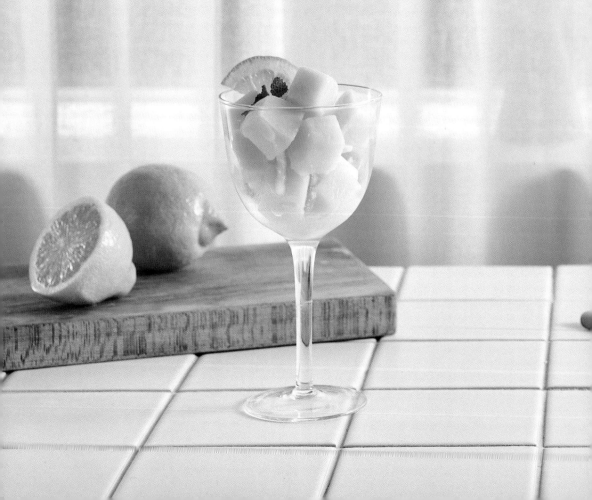

當被診斷出罹患癌症時，很多方面都會產生變化，不僅是心態和身體反應，連帶飲食和運動等生活方式也會隨著改變。其中飲食習慣更是對癌症治療和管理具有莫大的影響力，不僅是患者和照護者擔憂的重點，也是沉重的負擔，因為每天幫患者準備適合的三餐並不是一件容易的事。

為此，本書提供的抗癌料理食譜提案皆選用日常生活中常見的食材，無論是誰都可以輕鬆上手。因為即使食譜設計得再厲害、再健康，假如材料很難購買、製作起來又麻煩，仍然無法減輕患者和照護者的煩惱。另外，我們參考了多位患者的實際需求，**全書將分為「對應各症狀的治療餐」和「日常的管理餐」兩部分進行介紹**。如果在抗癌治療的過程中出現副作用，建議可以參考「對應各症狀的治療餐」幫助找回活力；如果是完成所有療程的癌症康復者，則可以參考「日常的管理餐」幫助患者更快地回歸日常生活軌道。

在籌備本書的過程中，Amazing Food Solution 的專業營養團隊不斷蒐集大量資料，並進行了熱烈的討論。我在此向所有團隊成員表示無盡的感謝，也向每一位願意敞開心門、平靜坦然地在書中分享自身故事並為他人指引方向的患者和照護者，獻上最誠摯的問候。最後也感謝攝影團隊為本書拍攝出讓人心情愉悅又能提振食欲的照片，還有出版社夥伴們為了製作出優良書籍而不辭辛勞的付出。

儘管再不願意，癌症的危險依然時常環伺在側威脅著我們。正如多項研究陸續發現的一樣，癌症與飲食習慣密切相關，因此飲食不僅是對於預防癌症，對於戰勝癌症也非常重要。真心期盼這本書能為所有癌症患者和照護者帶來些許的幫助。

朴賢鎮（Amazing Food Solutions 代表，營養學博士）

Contents

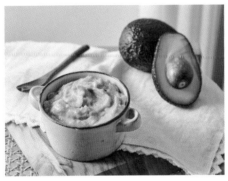

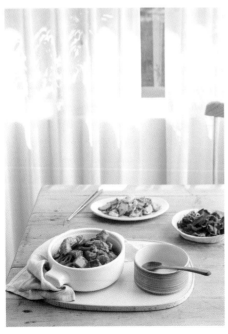

——— 第一章 ———

癌症和飲食習慣

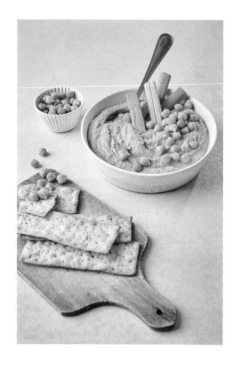

第二章
對應各症狀的治療餐

Contents

————— 第三章 —————
日常的管理餐

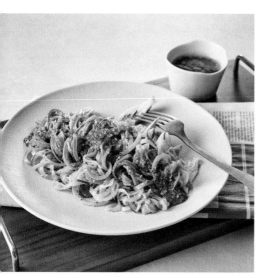

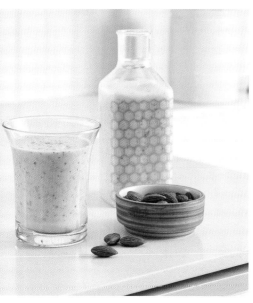

第一章

癌症和
飲食習慣

　　根據衛福部統計，台灣十大死因首位癌症，已經連續41年蟬聯榜首（民國111年最新數據癌症死亡率高達51927人）。癌症可能由遺傳、生活習慣、環境等各種原因引起，但研究指出其中最密切相關的重要因素就是飲食習慣。

　　特別是最常見的胃癌、大腸癌和近來逐年增加的胰臟癌等，原因都指向不規律的飲食、刺激性的食物以及吃進過多的加工肉品等飲食習慣，因此克服癌症的答案也應該從飲食習慣中尋找才是。現在就讓我們來一一了解什麼是正確的飲食習慣，還有想讓癌細胞消失應該準備什麼樣的菜單吧！

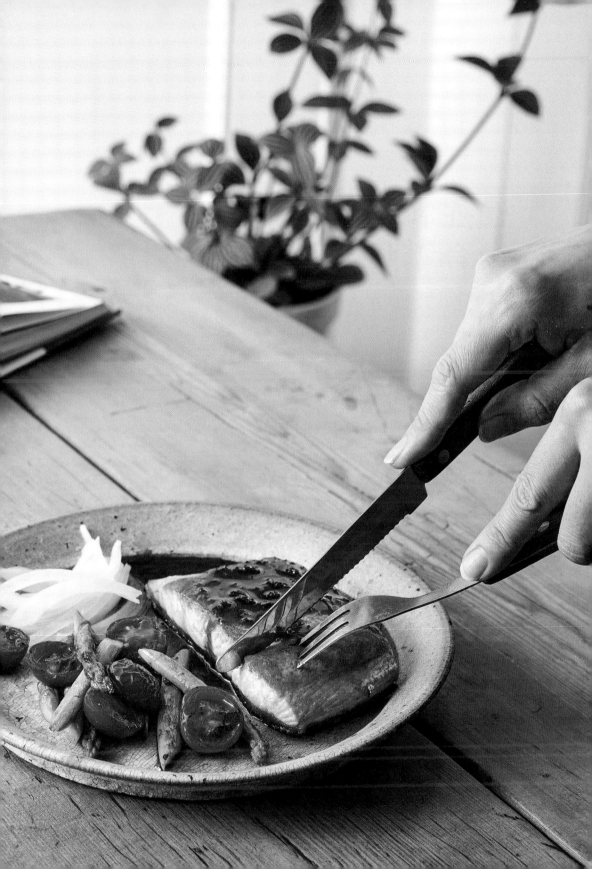

癌症是什麼樣的疾病，什麼樣的人會罹癌呢？

**細胞過度增生
就會形成癌症**

　　2022年衛福部公布的台灣人最新十大死因，癌症以壓倒性的優勢位居第一。再加上自2015年以後，每年新增的癌症患者人數持續呈現攀升的趨勢，可以預估未來癌症患者人數還會越來越多。想克服這可怕的癌症，首要的重點便是必須正確了解癌症是什麼。

　　人體內正常的細胞會在細胞內部調節功能下分裂、增生並生長，等到壽命結束時消失，藉此維持細胞數量的平衡。在這個過程中，細胞可能出於各種原因失去原來的功能而變得不正常，導致發育成熟得不完全、過度增生、形成腫瘤，我們將這種情形定義為癌症。

● 良性腫瘤和惡性腫瘤的比較

良性腫瘤
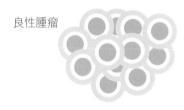

惡性腫瘤
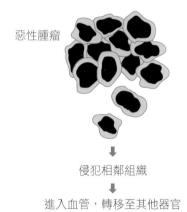

↓
侵犯相鄰組織
↓
進入血管，轉移至其他器官

來源：國立癌症中心

腫瘤可分為良性和惡性，而癌症指的就是惡性腫瘤。纖維瘤或脂肪瘤之類的良性腫瘤生長程度有限，不會侵犯到相鄰組織或出現轉移的狀況，因此並不會引起太大的問題。然而惡性腫瘤會侵犯組織、轉移到其他部位，不僅會破壞組織，還會引起感染、溶血、貧血、荷爾蒙異常等變化，進而造成致命的危害。

癌時鐘加速，平均 每 4 分 20 秒 就有 1 人罹癌

　　在台灣，癌症一直位居十大死因的榜首居高不下，已連續41年蟬聯榜首。國健署公布最新一期統計，癌症時鐘再度撥快，平均每4分20秒就有一人罹患癌症，比之前又快轉了11秒。罹癌人數也再創新高，一年有12萬多人罹癌，相較前一年度增加5123人。其中大腸癌連續14年蟬聯癌症發生率第一名。值得注意的是，男性的口腔癌及女性的子宮頸癌，罹癌率排名上升、超越肝癌。

　　據國際癌症研究機構（IARC）透露，患者死於癌症的主要因素中有30%與飲食習慣有關。遠高於慢性感染（10%～25%）、職業、遺傳、飲酒、荷爾蒙、放射線、環境汙染（各佔1%～5%）等因素。近十幾年來發生率較高的胃癌、大腸癌、胰臟癌，也多是因為不規律的飲食、刺激性的食物及高熱量的飲食習慣等原因導致，因此擁有正確的飲食習慣可說是預防癌症發生的最重要一環。

　　事實上，世界衛生組織（WHO）指出，超過一半以上的癌症患者都可以透過改善生活習慣及早期篩檢來預防癌症。為了預防癌症，必須實踐健康的飲食習慣，更要透過定期的癌症檢查做到早期發現、早期治療。

多種致癌原因，
從基因遺傳到
飲食習慣

▌ 家族病史

　　如果癌症發病原因，是由於血緣關係之間共同擁有的部分遺傳基因所導致，這種情況便稱為遺傳性癌症。而家族病史的概念除了基因遺傳的先天因素之外，也包含了生活環境和生活習慣相似而出現的後天因素。因此即使有家族病史，只要養成健康的生活習慣和飲食習慣、妥善調整環境因素，未來仍然可以降低癌症發病的機率。

　　在所有癌症中，大腸癌和乳癌因為家族病史發病的機率比其他癌症高出二到三倍。假如家族當中有人罹患相關的癌症，建議在四十歲之前就需要開始定期接受早期癌症篩檢。

▌ 運動不足

　　運動會直接影響身體的血液循環，也與癌症的發病密切相關。運動時產生的活性氧（Reactive Oxygen Species, ROS）不會引起氧化壓力，有助於細胞順利執行原有功能，因此可以防止體內的老廢物質堆積。

　　有研究指出，若養成一天三十分鐘、一週五次以上的規律運動習慣，可以大幅降低50%以上的癌症發病機率。對此，專家們也建議可以進行會出汗的高強度運動，並設定每次最少三十分鐘、一週五次的運動目標。

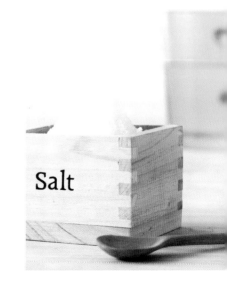

飲食習慣

飲食習慣與胃、食道、大腸等消化系統的癌症發生有關。特別是經高溫烹調或燒焦的食物，會產生苯芘（Benzopyrene）等致癌物質，進而引發胃癌，因此儘量避免如炭烤、用火炙燒等烹飪方法。過鹹的飲食習慣也會造成胃黏膜損傷而誘發胃癌，所以最好養成清淡的飲食習慣。

大腸癌與過度食用豬肉、牛肉、羊肉等紅肉和香腸、火腿等加工食品有關。每週攝取儘可能限制在兩次以下，或是最好可以換成魚肉、雞蛋、豆腐等代替肉類。

飲酒

飲酒所引發的癌症，最直接的原因並不是酒的種類或飲酒方式，而是飲酒的量和頻率。大量且頻繁的飲酒不僅會降低肝臟和血液代謝酒精的功能，而且在代謝過程中產生的致癌物質也會損害體內器官，尤其是肝臟。頻繁飲酒會讓受損的肝細胞無法再生、持續受損，因此發生肝癌的危險也會增大。

飲酒要節制，如果可以的話建議戒酒。一旦喝了酒，一定要暫停飲酒三至四天的時間，讓受損的肝臟和體內器官有時間恢復。另外，下酒菜儘量搭配水分含量高的水果、蔬菜等，有助分解酒精。

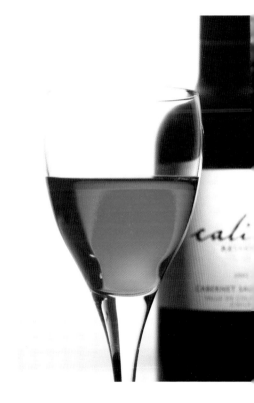

老化

一般來說，癌症的發病機率會隨著年齡的增長而增加。因為一輩子承受的壓力和慢性疾病等有害因素會造成身體持續受損，這時受損細胞的恢復能力也會隨著老化而下降，從而發展為癌症。尤其像是前列腺癌這種發病機率會隨著老化而提高的癌症，預防便非常重要。一般來說，在滿六十歲後就必須定期接受檢查，如果有家族病史的話，則建議從滿四十歲開始。

荷爾蒙

乳癌與雌激素的分泌高度相關。特別是初經較早的女性、沒有生育和哺乳經驗的女性，以及長期服用荷爾蒙類藥物的女性，更要注意乳癌的發生，以上這些因素引發的乳癌約佔整體乳癌患者的70%，比例非常高。

此外，可根據自己是否有分娩、哺乳及服用荷爾蒙類藥物等狀況，判斷是否需要在三十五歲進行早期癌症篩檢。（台灣政府補助公費檢查，乳房X光攝影檢查：45～69歲婦女、40～44歲二等血親內曾罹患乳癌之婦女，每2年1次）

感染

台灣約有30%～40%的人曾感染過幽門螺旋桿菌（Helicobacter Pylori），通常是在好幾個人共享同一碗食物時經由唾液感染。感染初期可能沒有症狀，或是出現胃炎、胃潰瘍等情形，但如果持續發展下去就可能形成胃癌。

從相關研究中可以發現，感染幽門螺旋桿菌的人罹患胃癌的風險比沒有感染幽門螺旋桿菌的人高出三倍以上。因此用餐時，一定要落實用公筷母匙分裝至個人餐具裡享用，以及飯前洗手等衛生的飲食習慣。

抽菸

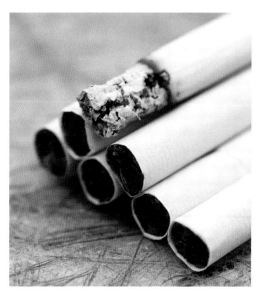

國際癌症研究機構將吸菸列為第一級致癌因素，吸菸會使血液中輔酶Q10（Coenzyme Q10）的濃度下降、降低血液中的傳遞能力，直接造成血管內皮細胞、粒線體和DNA的損傷。另外，因吸菸而來的致癌物質需要在肝臟中代謝，所以吸菸也是導致肝癌的直接原因。因為吸菸是相當明確的致癌原因，為了預防癌症的侵襲請務必戒菸。

空氣汙染

除了吸菸之外，也有可能因為各種環境因素而罹患肺癌。例如，烹飪食物時產生的多環芳香烴（polycyclic aromatic hydrocarbons, PAHs）和苯芘之類的物質、氡（Radon）等放射性物質、建築時或建築物老化後出現的石棉等。

這些大氣中的致癌物質一旦進入體內，就會導致肺部組織壞死或纖維化，從而發展成肺癌。想預防這種情況，就要經常讓所在空間保持通風，並攝取充足的水分和維生素，讓體內堆積的雜質排出體外。

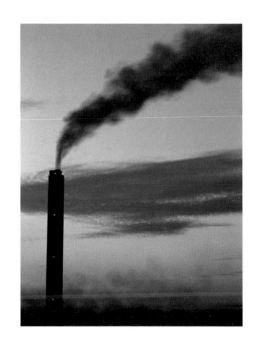

潛在疾病

患有肺炎、肺結核、慢性阻塞性肺病等肺部疾病的人，面對大氣中的有害粒子，也就是懸浮微粒或石棉等引起的肺部損傷速度比健康的人更快，因此出現肺癌的風險也高出兩到三倍。另外，患有發炎性腸道疾病、大腸息肉等慢性腸道疾病的人，發生大腸癌的機率也越高。如果有這些潛在疾病，建議每年都要定期接受一次以上的健康檢查。（台灣政府補助公費檢查，糞便潛血檢查：50至未滿75歲民眾，每2年1次。）

胃癌	原因	幽門螺旋桿菌感染／飲食因素（辛辣食物／燒焦食物／過熱食物／鹽漬食物／燻製食物等）／飲酒／吸菸／遺傳性因素
	症狀	初期幾乎沒有症狀。一旦發展為癌症，就會出現嘔吐、吞嚥困難、消化不良、腹部鼓脹、食欲不振、體重減輕、貧血、吐血、血便等症狀。
	預防食物	牛奶和乳製品／新鮮的黃綠色蔬菜、水果
肺癌	原因	吸菸／與燃燒有關的致癌物質／石棉、氡、懸浮微粒等空氣汙染／罹患慢性阻塞性肺病等遺傳性因素
	症狀	初期沒有症狀或出現咳嗽、痰、血痰、胸痛等症狀。一旦發展為癌症，就會出現呼吸困難、聲音沙啞、體重減輕等症狀。
	預防食物	新鮮的黃綠色蔬菜、水果／富含維生素A、β-胡蘿蔔、維生素C的食物
肝癌	原因	飲酒過度／肝炎／酒精性肝硬化
	症狀	初期幾乎沒有症狀。隨著癌症的發展，逐漸出現食欲不振、體重減少、腹痛、疲勞感、呼吸困難等症狀。
	預防食物	優質蛋白質食物／富含維生素、礦物質等的食物
大腸癌	原因	過度攝取肉類和肉製品等高含量動物性脂肪食物／飲酒／飲食習慣中膳食纖維攝取不足／大腸息肉／慢性發炎腸道疾病
	症狀	大部分沒有症狀和疼痛感，出現症狀時已經相當嚴重了。會有腹痛、乏力、食欲不振、上肛門出血、血便等情形。
	預防食物	富含膳食纖維的食物（新鮮蔬菜、水果、黃豆等）／硒、鈣的充分攝取／適量的優質蛋白質食物

乳癌	原因	早初經／晚閉經／未生育或哺乳者／肥胖／飲酒／家族病史
	症狀	初期不會感覺疼痛，胸部會摸到容易移動的塊狀物，並逐漸與周圍組織相連、固定。一旦發展為癌症，會有皮膚潰瘍、乳頭出現血性分泌物等症狀。
	預防食物	以低脂肪、低熱量、蔬菜和水果為主的飲食。
子宮頸癌	原因	人類乳突病毒（HPV）感染／人體免疫缺陷造成的病毒感染／吸菸／飲食習慣中較少攝取蔬菜、水果／遺傳性因素
	症狀	初期無症狀或排便、排尿時出血。一旦發展為癌症，就會出現惡臭的分泌物、骨盆疼痛、腰痛、體重減輕等症狀。
	預防食物	以低脂肪、低熱量、蔬菜和水果為主的飲食。
前列腺癌	原因	高齡／人種（發病機率由高至低分別為黑人、白人、東方人）／糖尿病／肥胖／飲食習慣以攝取高含量的動物性脂肪為主／家族病史
	症狀	主要出現在五十歲以上的男性。剛開始沒有明顯的症狀，一旦發展為癌症，就會出現排尿等腎功能障礙。
	預防食物	以低脂肪、低熱量、蔬菜和水果為主的飲食。

要想克服癌症，應該怎麼吃呢？

搭配癌症
治療方式
補充營養**很重要**

　　患者的營養狀況不僅能預防癌症，對治療過程也非常重要。因為營養狀態會連帶影響罹患癌症的機率、發病之後的死亡率、治療效果以及生活品質。

　　治療癌症一般會採用放射線治療、手術治療、化學治療、免疫治療或骨髓移植等方法。癌症治療大多對患者身體刺激較大，可能會出現許多營養方面的問題，因此相對需要更完善的營養供給。

▌放射線治療的飲食

　　放射線治療是透過照射放射線（X 光射線、γ 射線、電子射線）殺死快速增生的癌細胞或縮小腫瘤體積的局部治療方法。此種治療方式可能會產生食欲不振、噁心、疲勞等副作用，而且放射線不僅會影響癌細胞，還會影響骨髓、胃黏膜細胞等正常細胞，導致多種營養問題。

▌手術治療的飲食

　　手術治療主要目的是為了切除腫瘤或是緩解症狀。此時為了防止癌細胞轉移、減緩病程發展，會同時進行藥物治療或放射線治療。不同手術部位對營養狀態的影響也不同，應該針對實際狀況制訂相符的飲食計畫。

▌化學治療的飲食

　　化學治療是指透過藥物殺死癌細胞的內科及全身治

療。主要用於無法進行手術或術後復發時。化學治療所用的藥物會引起食欲不振、噁心、器官損傷等副作用，進而直接或間接造成營養不良，因此需要搭配適當的飲食治療。

▎免疫治療的飲食

免疫治療是透過刺激身體內的免疫系統，加以破壞癌細胞。雖然一般來說副作用會比化學治療輕微，但這種方法會出現噁心、嘔吐、腹瀉、口腔疼痛、口乾舌燥、食欲不振等狀況，也會出現對食物的胃口改變、消化系統異常、腸黏膜發炎和潰瘍等症狀，應該根據症狀適度補充營養。

▎骨髓移植的飲食

骨髓移植是一種將可以製造血球的骨髓組織移植到白血病患者身上的治療方法，在移植前會使用免疫抑制劑預防組織的排斥反應。進行骨髓移植的患者不僅會出現噁心、嘔吐、腹瀉等副作用，加上免疫力非常差，只能吃熟食，所以特別需要注意營養補充。

可以戰勝癌症的特別飲食就是「均衡飲食」

在進行癌症治療的過程中，「正確飲食」可以讓患者維持所需的營養狀態，幫助患者對抗癌症並撐過癌症治療。除此之外，還可以更好地克服治療所帶來的副作用，同時降低感染風險，而且若想讓那些因抗癌治療而受損的細胞快速再生，「吃得好」也有很大的幫助。

那麼應該攝取什麼食物？什麼營養素才算是「吃得好」呢？令人遺憾的是，世界上至今尚未發現能夠治癒癌症的特殊食物或營養素，因此透過均衡飲食保持良好的營養狀態才是最好的方法。也就是說，均衡地吃各種

食物，攝取充足的熱量、蛋白質、維生素、礦物質才能戰勝癌症。

準備能夠克服治療副作用的菜單

為了使患者保持良好的營養狀態，需要仔細觀察患者身體狀態，並準備相對應的菜單。例如，腹瀉或便祕等症狀對健康的人沒有太大的問題，但對於體力容易衰退的癌症患者卻是十分危險的訊號。遇到這些症狀時可以選擇少量多餐、攝取充分水分等方式幫助減緩。如果有腹瀉情況，盡量吃煮得較軟的蔬菜、清湯、電解質飲料、溫的大麥茶等能有效改善；如果有便祕情況，則需要多攝取全穀物、地瓜、生鮮蔬菜、新鮮水果、海藻類等富含膳食纖維的食物。

癌症本身和抗癌治療最常見的副作用是食欲不振。這種時候只要是患者能吃得下的食物就是好的食物，患者食欲好的時候就是最適合的用餐時間。與其勉強勸說患者吃他不想吃的健康食品，不如準備他想吃的食物會更有效果，即使口味稍微刺激也無妨。或是也可以改變烹飪方法、更換盛裝的碗盤、計劃外出吃飯等等，策略性地轉換用餐氛圍。

假如有口腔疼痛、口乾舌燥、噁心或嘔吐等症狀，進食這件事對於患者來說就相當痛苦。此時要根據不同的疼痛或症狀調整烹飪或食用方法。像是嘴巴或喉嚨疼痛時，建議準備軟嫩細緻的食物、可以用吸管食用的食物，同時避免刺激性或過燙的食物等。萬一患者是由於噁心或嘔吐感到難受，選擇氣味清淡、涼一點的食物會有幫助。另外，患者可能會對氣味相對敏感，因此要留意適度通風、保持舒適的空氣品質。若患者有口乾舌燥的情形時，請準備檸檬或柳橙等酸甜的水果、飲料或糖果等，幫助刺激唾液的分泌。

針對
不足的營養素
進行補充

不同狀況會建議食用不同的特定食物。倘若出現貧血情形，就要進一步了解是缺乏鐵質或是缺乏維生素B_{12}，並時常將富含該營養素的食物放上餐桌。如牛肉、豬肉等紅肉，或雞蛋、豆腐等提供蛋白質的食物，不僅含有鐵質還有豐富的維生素B_6，有助於改善貧血。若再搭配維生素C含量高的蔬菜或水果一起食用，更能提高吸收率。要是出現副甲狀腺功能低下、血鈣值*下降的狀況，就要攝取鈣含量高的食物。
*譯註：血液中鈣離子的濃度。

根據癌症種類和
治療方法
限制食物攝取

除了有需要補充的食物之外，相對地也有需要限制攝取的食物。肝癌患者必須戒酒；接受放射碘治療的患者需要遠離海藻類食物；接受泰莫西芬（Tamoxifen）等抗荷爾蒙治療的乳癌患者，要限制食用黃豆製成的食物，例如豆漿、豆干等，以避免攝取到植物性雌激素，這樣才能確保健康與安全。

為了預防感染
要注意
烹飪和衛生

有些患者需要特別注意，避免透過食物而來的感染。如接受抗癌化學治療或放射線治療的患者就是屬於此類。因為在治療後會出現白血球數量減少的情況，這時預防細菌的感染就極為重要，所以一定要提供煮熟的食物，而

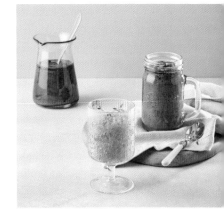

且即使是烹調過的食物也要儘快食用。另外，也必須嚴格遵守烹飪前及飯前洗手、定時消毒烹飪工具及碗筷等基本原則。

治療方法	治療部位	副作用（營養問題）
放射線治療	舌頭、扁桃腺、鼻咽、喉部、下巴	急性*1：黏膜炎／口腔發炎／口乾舌燥／味覺異常／味覺喪失／齲齒（蛀牙）／唾液變黏稠 慢性*1：咽喉潰瘍／口乾舌燥／味覺衰退（不太能嘗出味道）／齲齒／牙齒掉落
	食道、胸部	急性：食道炎、不完全性失語症 慢性：食道纖維化、食道狹窄
	胃、肝臟、胰臟、膽管、小腸、膽囊	急性：嘔吐／噁心／腸道發炎／吸收不良／腹瀉 慢性：潰瘍／吸收不良／穿孔／纖維瘤／狹窄／出血／狹窄閉鎖
	婦科、泌尿系統、大腸、直腸	急性：腸道發炎／腹瀉 慢性：慢性大腸炎／慢性結腸炎／纖維化／狹窄／穿孔／壞死
手術治療	腦部和頸部根除性手術	正常營養攝取發生變化引發嚴重營養不良／難以咀嚼且吞嚥困難
	食道切除	胃部運動遲緩／胃酸分泌減少／廔管生成／食道狹窄／初期飽脹感／嘔吐／迷走神經切除手術引起的繼發性胃鬱滯／脂肪便／腹瀉
	迷走神經切除	脂肪吸收不良及腹瀉／胃部運動遲緩／傾食症候群（Dumping Syndrome，切除幽門括約肌時）
	胃切除	初期飽脹感／傾食症候群／低血糖／脂肪、蛋白質吸收不良／葉酸缺乏／內在因子*2（Intrinsic factor）缺乏、維生B$_{12}$吸收不良／鐵質、鈣質、脂溶性維生素吸收不良
	小腸切除	腹瀉／脂肪便／脂肪、脂溶性維生素吸收不良／膽汁缺乏／脫水症／術後胃酸分泌過多／高草酸尿症*3（Primary Hyperoxaluria）／腎結石風險增加／維生B$_{12}$、鈣質、鎂吸收減少

治療方法	治療部位	副作用（營養問題）
手術治療	大腸切除	鈉、電解質失衡
	胰臟切除	糖尿病／脂肪、蛋白質、脂溶性維生素、礦物質等吸收不良
抗癌藥物化學治療	全身	噁心／嘔吐／食欲不振／疲勞／口腔和咽喉疼痛／黏膜發炎／味覺障礙
免疫治療	全身	噁心／嘔吐／腹瀉／黏膜潰瘍／消化系統障礙／口腔乾燥疼痛／味覺障礙／食欲不振
骨髓移植	骨髓	手術後（四十八小時）：嘔吐／噁心／腹瀉 術後一個月：無法經口腔進食，需經由腸道或靜脈補充營養 術後兩個月：黏膜炎／食道炎／胃炎／唾液分泌減少

出處：《臨床營養管理指南》，大韓營養師協會，2013。

*譯註 1：急性副作用又稱早發性副作用，可能在照射開始到治療結束後數週發生。慢性副作用又叫遲發性副作用，可能會持續數月、數年或永久性。（http://web.tccf.org.tw/lib/project/radiotherapy.php）

*譯註 2：由胃製造的蛋白質。（https://exdep.edah.org.tw/cp/index.php/2017-06-26-08-19-55/2017-06-28-09-06-14/756-vit-b12）

*譯註 3：高草酸鹽尿症的定義是尿液中代謝產物草酸鹽的排泄量增加（24 小時內超過 40 mg）。（https://www.igenomix.tw/genomics-precision-diagnostic/nephrology/primary-hyperoxaluria-precision-panel/）

五大飲食和七大生活原則，
打造健康的身體

預防癌症的
五大飲食原則

▌ 原則一：**制訂均衡的菜單**

美國癌症協會（ACS）和美國癌症研究機構（AICR）建議在治療癌症時需注意攝取充足的蔬菜、水果、穀類、優質蛋白食物和乳製品。尤其是蔬菜和水果，可以透過多種不同顏色的蔬果吸收充分的維生素和礦物質。在準備餐點之前，先看看是否均衡涵蓋了蔬菜、水果、穀類、優質蛋白質食物、乳製品等食材，想要避免營養素缺失，就從抗癌食譜開始。

穀類食物以兩三種雜糧搭配食用為佳。蛋白質食物有魚肉類、豆類、蛋類等。肉類則建議以脂肪含量不高的瘦肉為主，攝取過多脂肪會導致體重過度增加，肥胖也可能不利於癌症治療。另外，每天要吃一到兩次的乳製品，可以攝取包括鈣質在內的多種礦物質和維生素。

▌ 原則二：**充分食用蔬菜**
和水果

充分攝取蔬菜和水果對預防各種癌症（大腸癌、胃癌、直腸癌）有顯著的效果。尤其是蔬菜和水果中含有抗氧化維生素、礦物質、

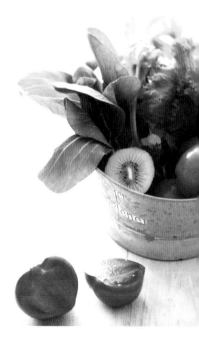

膳食纖維、植化素（Phytochemicals）等，可以減少癌症發生的危險。根據世界癌症研究基金會（WCRF）和美國癌症研究所等報導，蔬菜和水果的攝取可以預防口腔癌、咽喉癌、食道癌、胃癌、大腸癌、肺癌、胰臟癌、前列腺癌等多種癌症。

原則三：低鹽飲食

國人鈉的攝取量偏高。根據台灣國健署2019年報導，19～30歲男、女性每日鈉總攝取量分別為4599毫克及4096毫克，達國人鈉的攝取量上限。比國健署建議每人每天的鈉攝取量應少於2400毫克（約6克鹽），還要多上1.9倍及1.7倍。

鈉會刺激胃黏膜的細胞，使食物中的致癌物質容易被人體吸收。雖然是間接作用，但還是有可能使致癌物質影響健康，所以建議減少攝取量。

原則四：禁吃燒焦的食物

應避免食用烤牛肉、烤豬肉、炭火燒烤或燻製的食物。肉類或魚類在高溫下烹飪時，會產生苯芘等致癌物質，這些物質會引發DNA突變，最終造成癌症發生。而且肉類燒焦後所產生的苯芘，會隨著油脂擴散到整個肉上，因此食用時切掉燒焦的部分並沒有太大的效果。烹飪肉類或魚類時，注意要控制好烹煮的方法、溫度、時間等，以免燒焦。

原則五：減少紅肉和加工肉的攝取量

紅肉和加工肉製品可能會引發大腸癌和直腸癌。一般在製作火腿、香腸等加工肉製品時，為了讓成品散發出誘人的顏色，會使用亞硝酸鹽作為顯色劑，而該成分可能會直接在接觸部位引發癌症。不含食品添加劑的紅肉也被歸類為致癌食物，是因為它的飽和脂肪含量高於蛋白質，在燒烤時肉塊表面產生的黑煙等可能會成為致癌物質。

國際癌症研究所的報告顯示，每天食用50克的加工肉，發生大

腸癌的風險增加18%；而每天食用100克的紅肉，發生大腸癌的風險增加 17%。由此可知，加工肉和紅肉與癌症的發生有著密切關係，因此最好儘量避免食用。

預防癌症的七大生活原則

▎原則一：維持規律的飲食和排便

如果飲食不規律，人體就會認為自己處在熱量不足的狀態，而將身體轉變為可以儲備更多脂肪的體質。因此，一日三餐的飲食要規律，讓身體一直均衡地消耗熱量，非不得已較晚吃晚餐時，則需要把份量減少一點，以免發胖。

擁有規律的排便習慣也能代謝掉體內的老廢物質，使身體循環順暢。因此攝取充足的水分和蔬菜、水果，藉此保持排便的順暢相當重要。

▎原則二：每天運動三十分鐘以上

持之以恆的有氧運動可以幫助身體排出體內老廢物質、提供新鮮的氧氣，有助於預防癌症。建議每天進行三十分鐘、每週五次以上的步行、跑步、登山等有氧運動，同時每週至少進行兩次以上的高強度流汗運動。

▎原則三：維持健康體重

肥胖者不僅罹患大腸癌、乳癌、胰臟癌、子宮內膜癌（Carcinoma of Endometrium）等機率較高，也有報導指稱肥胖的癌症患者治療痊癒後的健康狀況不如正常體重的癌症患者，所以應該要了解自己的適當體重範圍，並加以調整食量、活動量。

持續測量身體質量指數（Body Mass Index, BMI）、記錄健康日記來管理體重，是一個更為有效的方法。身體質量指數是指體重除以身高的平方，小於18.5為體重

過輕，18.5～24.9為正常體重，25～29.9為超重，大於30則屬於肥胖。舉例來說，身高163公分，體重70公斤的人，身體質量指數為26.3，屬於超重。

身體質量指數＝體重（公斤）÷身高平方（平方公尺）

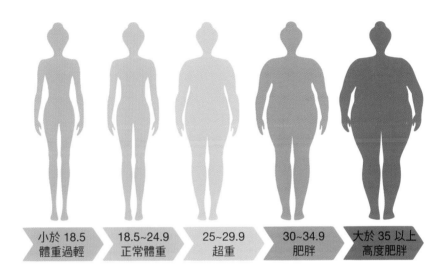

| 小於 18.5 體重過輕 | 18.5~24.9 正常體重 | 25~29.9 超重 | 30~34.9 肥胖 | 大於 35 以上 高度肥胖 |

例 身高 163 公分，體重 70 公斤的人身體質量指數？
70kg÷（1.63m×1.63m）＝26.3kg/m^2 ➡ 超重

▌原則四：**無條件遠離香菸**

戒菸絕對是基本中的基本，也要避免吸入二手煙。香菸和二手煙中含有六十多種致癌物質，其中也包括了會讓人成癮的尼古丁在內。如果很難自行戒菸，可以利用戒菸諮詢電話、地區衛生所的戒菸服務或醫院的戒菸治療等方法。

原則五：連一滴酒都不要喝

　　雖然一般人會認為每天喝一兩杯酒並不會對健康造成損害，但隸屬於世界衛生組織（WHO）下的國際癌症研究機構（IARC）將酒精定義為一級致癌物，並提出報告指出，喝一兩杯酒也會讓罹患口腔癌、食道癌、肝癌等疾病的機率大幅增加兩三倍。為了預防癌症，戒酒是最好的選擇。

原則六：預防接種B型肝炎和子宮頸癌疫苗

　　只要預防接種疫苗，就可以避免感染引起的癌症。B型肝炎病毒會引發肝癌，人類乳突病毒感染則是子宮頸癌的最大原因。目前這兩種疾病都能透過預防接種進行防範，可以至地區衛生所或各級醫療機構接種感染症疫苗。

原則七：定期接受檢查

　　早期發現癌症也是很重要的一環。胃癌、肝癌、大腸癌、乳癌、子宮頸癌等經常出現在國人身上的癌症，都可以透過簡單的方法進行檢查。即使沒有症狀，也要按照癌症早期的篩檢指南，定期接受檢查。

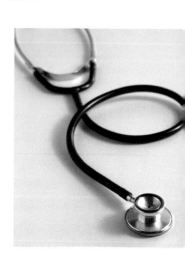

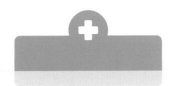

預防癌症十大守則

1　不要抽菸，也不要吸二手煙。

2　攝取充足的蔬菜和水果，以色彩豐富的食材維持均衡飲食。

3　不吃過鹹的食物、不吃燒焦的食物。

4　為了預防癌症，即使是少量飲酒也要完全避免。

5　一週至少五次以上、一天至少三十分鐘以上走路或運動到出汗的程度。

6　保持適合自己體型的健康體重。

7　根據預防接種的建議，預防接種B型肝炎和子宮頸癌的疫苗。

8　進行安全性行為，避免罹患性傳染病。

9　在工作場所內嚴格遵守安全衛生守則，避免接觸致癌物。

10　按照癌症早期的篩檢指南，一一接受完善的檢查。

解開九大迷思，健康就在眼前

**1. 肉類對癌症
不好？**

　　有人認為吃肉可能會致癌，但是根據美國癌症研究機構（AICR）的研究報告顯示，導致癌症的最主要原因不是在於肉類本身，而是攝取的量和烹飪方法。如果遵循建議的食用量，並以水煮、清燕等方法料埋來吃，就不會產生癌症或造成擴散。

　　對於癌症患者而言，體力比什麼都來得更重要，肉類的脂肪和蛋白質是防止體重減輕的優良熱量來源。尤其蛋白質在患者接受癌症手術後可以幫助手術部位更快癒合，而當患者接受抗癌治療過程中則可以預防細菌感染且促進抗體順利生成。建議每週可以攝取三到四次不同的肉類，每次食用的份量大約成人手掌，對治療會有所幫助，但要避免火腿、香腸、臘肉等加工肉類製品。

**2. 燒焦的食物
會致癌**

　　動物性食材放在火上燒的時候，油脂燃燒就會產生致癌物質。肉類或魚類用烤肉架、炙燒等直接用火烤的方式烹飪的話，表面很容易被燻黑或燒焦。這時會產生一種叫做苯芘的致癌物質，該物質在 DNA 複製和轉錄過程中會誘發突變，導致癌症。

　　有人可能會想得很簡單，認為只要把燒焦的部分切掉後就可以食用了，但事實上致癌物質卻會隨著油脂擴散到整塊肉上，所以切掉並不能完全去除。因此建議與其放到火上烤，不如用水煮的方式烹飪。

3. 一定要避開
白米、白糖等
白色食物嗎？

　　白麵粉、白米、白糖等白色食物在精製過程中會流失多種營養成分和膳食纖維，從而讓血糖急速上升。有些患者接受癌症手術後會因為副作用而難以控制血糖，或因為有潛在性糖尿病的風險，此時建議用五穀飯取代白米飯、攝取天然糖取代白糖。選擇天然甜味劑來代替白糖也有助於降低對血糖的影響。不過假如沒有控制血糖的需求，與其刻意壓抑想吃的欲望而承受壓力，偶爾吃得開心、轉換一下心情也不錯。

　　倘若患者不需要控制血糖，也可以食用白米飯。當患者胃口改變，或口腔內有發炎症狀而不舒服時，反而會建議食用較軟的白米飯。

　　麵粉也不一定要完全避免。不想吃飯的時候，可以改為食用麵包或麵條來補充能量。只是每個人的消化能力各有不同，所以需要特別注意。

甜味劑的特點

甜味劑	特點
砂糖	最大眾化的甜味劑，每公克可產生4大卡的熱量。由會讓血糖快速上升的單醣（葡萄糖）所構成，不建議需要控制血糖的糖尿病及肥胖患者食用。
果寡糖	以葡萄糖和果糖結合的形式存在，每公克熱量約為2.6大卡。是腸道內微生物的食物，吸收速度不像砂糖那麼快，要控制血糖相對容易。甜味比砂糖少，一旦經過高溫烹飪甜味就會消失。
代糖（葉糖、甜菊糖）	一種直接從植物中萃取的天然甜味劑，不會被體內吸收而是會直接排出，因此不含熱量。

4. 牛奶會讓癌細胞增生嗎？

　　有人認為牛奶會致癌，因為其中含有幫助細胞生長的「IGF-1（類胰島素一號增長因數）」成分，可能會讓癌細胞增生。然而，該成分的含量非常微量，因此不

能僅憑含有該成分就斷定會促進癌細胞的生長。至於牛奶中的抗生素也不用過於擔心，所有牛奶都會經過抗生素殘留檢測，只要超過體內容許標準0.01毫克／公斤就不得銷售。

牛奶當中含有豐富的鈣質、維生素、礦物質等多種營養成分，不僅有助於骨骼健康、能幫助並促進正常細胞發育，此外還具有抗氧化和改善失眠的效果，建議可以每天喝一杯作為點心。但是正值癌症治療過程時，由於牛奶的鈣質成分可能會造成藥物的吸收率下降，所以最好跟吃藥時間前後至少間隔兩個小時以上再飲用。

5. 煮熟的蔬菜比生鮮蔬菜更好嗎？

在癌症患者中，有很多人認為蔬菜和水果也應該煮熟後再食用。有時當處於抗癌治療療程中、免疫力急劇下降時，醫院就會建議所有食物都要煮熟後再食用。因為這類型的患者容易有感染風險，所以蔬菜和水果都必須要煮熟後再吃。除了這種情況以外，還是可以攝取新鮮的生鮮蔬菜和水果。

無論是生食或熟食，重要的是可以運用多種不同的烹飪方法均衡攝取各種蔬菜。不過為了不造成體內消化器官的負擔，吃的時候建議一點一點吃，或是料理的較軟一點，應該根據患者的狀態來調整食材。

6. 維生素補充劑的營養效率比食物更高嗎？

天然食物中不僅含有維生素或抗氧化成分，還有超過數百種以上的豐富營養物質，吃了這些食物就可以一併攝取多種不同的營養物質。然而，儘管化學合成的維生素補充劑或抗氧化保健食品可以補充特定營養素，但還是無法像吃天然食物一次攝取到多種不同的營養物質。如果不是嚴重缺乏特定維生素、醫院建議服用營養補充劑，就不需要刻意吃維生素補充劑。對癌症患者來說，攝取均衡的營養十分重要。

7.有特別可以治療癌症的食物嗎？

　　飲食治療對癌症的治療比什麼都來得重要。即使如此，也不應該盲目地相信食物可以成為治療癌症的特效藥。就算食物當中含有抗癌成分、對預防或治療癌症也有一定的幫助，但並不表示可以將這項食物直接應用到癌症治療上。

　　尤其是長期食用藥用食品或保健食品，可能會出現肝功能衰退或肝毒性的情形，甚至可能會和抗癌藥物交互作用而產生副作用。與其密集食用被認為對癌症有療效的特定食物，不如均衡地吃各種食物、維持良好的營養狀態才是明智的選擇。

8.接受抗癌治療的過程中要避免外出用餐嗎？

　　在抗癌治療過程中，一般出於謹慎心態，在飲食方面通常會避免外出用餐。儘管溫和、營養均衡的餐點比起具刺激性的外食對健康更好，不過癌症患者也沒有必要因為這樣就一律禁止自己外出用餐。沒有食慾或是想轉換心情時，外出用餐可能會會有所幫助，因此如果有想吃的菜色還是可以稍微嘗試一下。

　　然而，像是大腸癌、胃癌等手術後需要搭配飲食治療的患者，就要注意菜色的選擇。另外在抗癌治療過程中，最好不要吃過於刺激、添加物過多的食物。

9.當季的食材最好

　　當季食材含有人體在該季節所需的營養。例如在炎熱的夏天盛產西瓜、黃瓜等水分含量多的食材，能幫助我們身體補充的水分。在免疫力容易下降的秋天，則盛產讓身體溫暖、增進呼吸道健康的柚子、綠花椰菜等食材。當季食材成長時，為了適應不同季節的氣候，自身會擁有堅強的抵抗力，而這些成分使得這些食材得以成為提升免疫力的抗癌食物。

吃多一點可以離癌症遠一點的食物

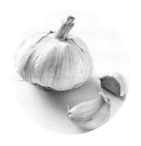

大蒜

　　大蒜中含量豐富的大蒜素（Allicin）是讓大蒜散發獨特氣味的成分之一，不僅擁有強力的殺菌作用，而且對預防癌症具有卓越的效果。尤其針對消化系統相關的癌症更是成效顯著，美國癌症中心也認為大蒜是預防癌症的食物首選。

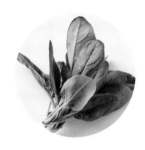

菠菜

　　菠菜富含皂苷（Saponin）、維生素C和β-胡蘿蔔素（β-carotene），不僅能強化免疫力，還能幫助抗癌治療。此外還擁有豐富的葉黃素（Lutein）成分，可有效抑制大腸癌和皮膚癌的癌細胞增生。而在菠菜中廣為人知的葉酸（Folate、Folic Acid）成分，則因為預防胃癌和大腸癌的功效而備受關注。

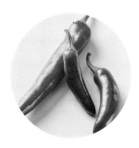

辣椒

　　數一數二的抗癌食物，辣椒的辛辣成分辣椒素（Capsaicin）會與癌細胞粒線體（Mitochondria）中的蛋白質結合，使癌細胞死亡。另外，辣椒的抗氧化作用和抑制發炎作用還能防止組織的氧化和損傷，預防癌細胞發展為腫瘤或轉移，可以幫助病患戰勝癌症。

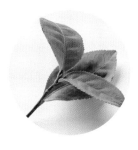

綠茶

　　眾所周知，綠茶對於肺癌、乳癌、前列腺癌、胃癌、皮膚癌等多種癌症具有預防效果，而這歸功於綠茶成分中帶點澀味的兒茶素（Catechin）。兒茶素會附著在癌細胞表面的蛋白質上，抑制癌細胞的增生，進而阻止癌症的發展。

番茄

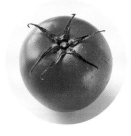

　　富含生理活性物質*和維生素C、維生素K等。不好的膽固醇可能會導致動脈硬化，而讓番茄呈現出紅色的茄紅素（Lycopenemia）則能防止壞膽固醇在血管中過度堆積，進而預防心血管疾病。

*譯註：對人或動物生理現象產生影響的活性物質，統稱為生
　　　理活性物質。例如神經傳遞物質乙醯膽鹼、神經生長
　　　因子、多肽、多糖、多種活性酶、酶元等。

洋蔥

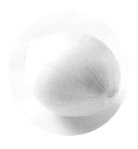

　　洋蔥最具代表性的成分——槲皮素（Quercetin）是有優秀抗氧化功效的物質，可以有效抑制氧化對細胞造成的損傷。槲皮素會散發獨特的氣味、帶有些許苦味，是黃色的天然植物色素，大多分布於黃色的表皮部分。

綠花椰菜

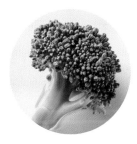

　　綠花椰菜含有很多的鉀離子，有助於身體排出鈉離子；此外還富含能預防貧血的葉酸和維生素C，可以讓傷口恢復得更快，並防止細胞損傷。尤其是綠花椰菜中所蘊含的蘿蔔硫素（Sulforaphane）針對預防癌症非常有效，能抑制腫瘤基因的生長過程，有選擇性地殺死癌細胞，進而延緩癌症的進程。

艾草

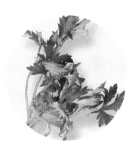

　　艾草中含有豐富的 β-胡蘿蔔素能有效抗氧化，在清除自由基方面有顯著成效。另外，青蒿素（Artemisinin）則可以誘導癌細胞凋亡，藉此預防癌症；而讓艾草散發獨特香氣的桉油醇（Cineol）則能促進消化液的分泌，保護胃腸道、防止胃癌的發生。

香菇

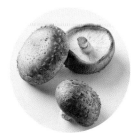

　　香菇富含 β-葡聚醣（β-glucan），非常適合癌症手術後正值健康管理期間的患者。β-葡聚醣成分能降低發炎反應，能幫助對抗腫瘤及免疫調節，不僅在預防癌症方面，還有在癌症管理方面也大有益處。

蘋果

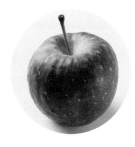

　　蘋果果膠（Pectin）中含有豐富的膳食纖維，是預防大腸癌不可或缺的營養素。除此之外，對於幫助腸道內有害細菌生存、刺激發炎物質毒性的 β-葡萄醣醛酸酶（β-glucuronidase），果膠也有相當的抑制作用，因此也能有效預防容易因癌細胞轉移而出現的肝癌情況。

杏仁

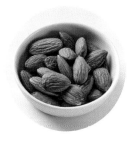

　　杏仁含有抗氧化物質維生素E和礦物質硒，不僅具有強大的抗氧化作用，還能阻止癌細胞發展成腫瘤，因此被選為有效的抗癌食物之一。豐富的膳食纖維可以增加飽足感，抑制脂肪吸收。

紫蘇

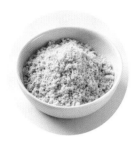

　　紫蘇可以抑制乳癌和大腸癌的發生。紫蘇中含有豐富的亞麻油酸（Linolenic Acid），對於抑制癌症的自然發生，以及抑制腫瘤組織新生血管的生長都有幫助。亞麻油酸是不飽和脂肪酸的其中一種，因其抗突變性和抑制癌細胞增生的作用而備受關注。

鮭魚

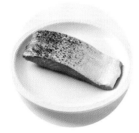

　　富含有益於血管健康的Omega-3（ω-3）脂肪酸。同時也含有多種維生素及許多優質蛋白質，對於感到疲勞的癌症患者有一定幫助。另外研究也指出，鮭魚中的紅色色素──蝦青素（Astaxanthin）是強效的抗氧化成分，不僅可以預防老化，還可以提升免疫力，發揮抗癌作用。

味噌

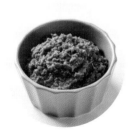

　　味噌的主要材料──黃豆中有許多含醣基的大豆異黃酮（Genistin），在發酵過程中也會同時產生具有抗癌效果的物質──去醣基的金雀異黃素（Genistein）。金雀異黃素成分可以阻斷癌細胞在各階段的生長過程、誘導癌細胞分化，並有效預防癌症。

清麴醬

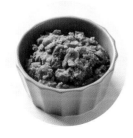

　　和味噌一樣，清麴醬隨著黃豆發酵的過程也會形成金雀異黃素。金雀異黃素的結構與女性荷爾蒙雌激素相似，可以有效預防女性容易出現的更年期症候群、骨質疏鬆症、乳癌等問題。

迅速完成美味菜餚的烹飪祕訣

基本醬料 │ 減少鹽、糖、辣椒醬用量,用天然調味料
　　　　　調出美味的祕製醬料

　　在癌症預防的守則中都強調飲食要「清淡」、「少甜」、「不刺激」等,但如果只是遵照這些原則料理的話,胃口也容易越來越差。如果可以事先做好鈉含量及糖分含量較少,並同時保留食材原本營養和風味的祕製醬料,那麼隨時都能迅速完成美味的抗癌料理。

▋ 醬炒醬料

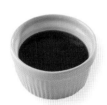

用途
製作韓式燒肉等醬炒料理時,用來調味肉的醬油醬料。每100公克的肉,使用30公克(2大匙)的醬汁。例如:韓式燒肉炒章魚。

材料
醬油200公克(3/4杯)、果寡糖糖漿200公克(2/3杯)、米酒90公克(6大匙)、洋蔥200公克(1顆)、水梨200公克(1/2顆)、蒜末30公克(1又2/3大匙)、胡椒粉少許、鯷魚粉、乾蝦粉、蛤蜊粉、香菇粉(自由添加)各0.2公克

製作
1 將所有材料放入果汁機攪打均勻。
2 裝在密封容器後放入冰箱冷藏,可以保存一個月左右。待熟成一個星期左右會更好吃。

tip 加入天然調味料:鯷魚粉、乾蝦粉、蛤蜊粉、香菇粉等,可以幫助提出鮮味。以上調味料不加也無妨。

▌醬燒醬料

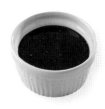

用途

製作乾海產或蔬菜等醬燒或熱炒料理時，使用的醬油醬料。每100克的蔬菜，使用15公克（1大匙）的醬汁。例如：照燒鮭魚、烤黃太魚、年糕排骨、醬漬溏心蛋、豆絲韓式雜菜。

材料

醬油200公克（3/4杯）、果寡糖糖漿150公克（1/2杯）、蒜末20公克（3又1/3小匙）、胡椒粉少許、香菇粉、胡蘿蔔粉（自由添加）各0.1公克

製作

1 將所有材料混合均勻。
2 裝在密封容器後放入冰箱冷藏，可以保存三個月左右。

tip 加入天然調味料：香菇粉、胡蘿蔔粉等風味絕佳，以上調味料不加也無妨。

▌辣炒醬料

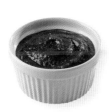

用途

製作肉類或海鮮等辣炒料理時，使用的辣椒醬醬料。每100克的肉，使用30克（2大匙）的醬汁。例如：香辣茄汁燉雞、馬鈴薯燉鯖魚。

材料

辣椒醬100公克（5大匙）、醬油100公克（5又1/2大匙）、果寡糖糖漿50公克（2又1/4大匙）、葉糖20公克（1又2/3大匙）、辣椒粉40公克（5大匙）、洋蔥50公克（1/4顆）、蘋果50公克（1/3顆）、生薑20公克（3又1/3小匙）、米酒20公克（1又1/3大匙）、麻油5公克（1又1/4小匙）、白芝麻2公克（2/3小匙）、鯷魚粉 乾蝦粉 香菇粉（自由添加）各0.2公克

製作

1 將洋蔥、蘋果、生薑、米酒放入果汁機攪打均勻。
2 將其餘的食材和果汁機裡的食材混合。
3 裝在密封容器後放入冰箱冷藏，可以保存一個月左右。待熟成一個星期左右會更好吃。

tip 加入天然調味料：鯷魚粉、乾蝦粉、香菇粉等風味絕佳，以上調味料不加也無妨。

▌醋拌醬料

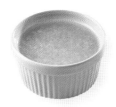

用途

製作海藻或蔬菜等酸甜可口的涼拌料理時，使用的醋醬料。每100克蔬菜，使用10克（2/3大匙）的醬料。例如：生拌辣當歸葉、生拌桔梗根黃瓜。

材料

釀造醋100公克（1/2杯）、果寡糖糖漿60公克（2又3/4大匙）、蒜末50公克（2又3/4大匙）、鹽20公克（1又1/3大匙）

製作

1 將所有材料混合均勻。
2 裝在密封容器後放入冰箱冷藏，可以保存一個月左右。

tip 加入辣椒粉增添香辣風味也是個不錯的選擇。

▌醋辣醬

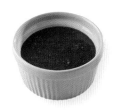

用途

製作海藻、野菜等辣拌料理時，使用的醋辣醬醬料。每100公克食材，使用30克（2大匙）的醬料。例如：醋拌黃鵪菜、涼拌韭菜/韭菜根、海帶蔬菜捲。

材料

辣椒醬100公克（5大匙）、果寡糖糖漿70公克（3又1/4大匙）、醋35公克（2又1/3大匙）、蘋果30公克（1/4顆）、水梨30公克（1/5顆）、蒜末25公克（1又1/3大匙）、細辣椒粉8公克（1大匙）、檸檬汁4公克（3/4小匙）、白芝麻少許（1/2小匙）

製作

1 將蘋果和水梨去皮和籽之後，放入果汁機攪打。
2 將所有材料混合均勻。
3 裝在密封容器後放入冰箱冷藏，可以保存一個月左右。待熟成一個星期左右會更好吃。

tip 加入山葵可以讓醬料擁有與眾不同的辣味和香氣。

▌韓式味噌拌醬

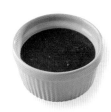

用途

製作蔬菜的涼拌或熱炒料理時可以加入，也可以搭配包飯料理的味噌醬料。每100公克蔬菜，使用20克（1大匙）的醬料。例如：高麗菜葉包飯醬豆腐、炒空心菜。

材料

韓式味噌60公克（3大匙）、辣椒醬15公克（3/4大匙）、香菇15公克（中等大小1朵）、洋蔥15公克（1大匙）、蔥10公克（1又2/3小匙）、大蒜10公克（1又2/3小匙）、青陽辣椒3公克（1/2條）、葉糖3公克（1/4大匙）、麻油3公克（1/4大匙）、水80毫升（5又1/3大匙）、鰻魚粉、乾蝦粉、蛤蜊粉、香菇粉（自由添加）各0.1公克。

製作

1 將香菇、洋蔥、蔥、大蒜、青陽辣椒切末。
2 在平底鍋裡倒入麻油，翻炒切成末的蔬菜。
3 等蔬菜熟透後，加入韓式味噌、辣椒醬、葉糖、鰻魚粉、乾蝦粉、蛤蜊粉、香菇粉，加水煮滾。
4 放一陣子待冷卻後裝在密封容器，放入冰箱冷藏可以保存一個月左右。

tip 加入天然調味料：鰻魚粉、乾蝦粉、蛤蜊粉、香菇粉等，可以幫助提出鮮味。以上調味料不加也無妨。

天然高湯 ┃ 熬湯、燉煮、清蒸、煮粥⋯⋯各種料理不可或缺的湯頭

　　高湯本身帶有獨特味道，即使是同樣食材也會隨著使用不同的湯頭而呈現出不同的滋味。如果需要持續食用同一種食物的話，推薦運用高湯改變味道。對於咀嚼食物有困難、嚴重食欲不振的抗癌患者，只要喝一點合口味的天然高湯，或是運用天然高湯熬煮的粥，就能幫助患者恢復體力。

▌蔬菜高湯

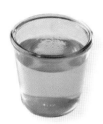

用途
做拌菜、燉煮料理、燉排骨、營養飯等時，可以用蔬菜高湯代替水，也適合與其他高湯混合使用。例如：蘿蔔片牛肉湯、紫蘇粉拌蕨菜、糯米椒燉馬鈴薯、香菇營養飯。

材料
白蘿蔔500公克（1/4根）、洋蔥100公克（1/2顆）、蔥50公克（1根）、昆布35公克（10×10公分）、乾香菇5公克、水2公升

製作
1 將所有材料放入湯鍋中煮滾。
2 待水滾後撈出昆布，再煮30分鐘左右。
3 將高湯過篩。

tip 可以把洋蔥連皮一起放入，香氣和營養價值會更豐富。

▌鯷魚高湯

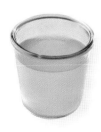

用途
可用於清蒸、熬湯、燉煮、濃湯等大部分湯類料理的基本湯底。例如：嫩豆腐蒸蛋、雞蛋嫩豆腐湯、馬鈴薯燉鯖魚、蟹肉蛋花湯。

材料
大鯷魚乾20公克（10條）、乾蝦10公克（20隻）、昆布35公克（10×10公分）、水2公升

製作
1 剝掉鯷魚的頭部和內臟。
2 在湯鍋中放入鯷魚和乾蝦翻炒1分鐘，讓腥味消失。
3 倒入水、放入海帶煮滾，等水煮滾後撈出昆布再煮20分鐘左右。
4 將高湯過篩。

tip 若改用小鰈魚則可以感受到不同的美味。小鰈魚只需放5條左右即可。

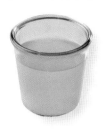

▎明太魚高湯

用途
適合用來製作口味不重的湯料理，以及鮮魚清湯、粥、蒸蛋等料理的高湯。例如：蟹肉蛋花湯、乾明太魚湯、鱈魚清湯。

材料
乾明太魚頭50公克（1顆）、昆布35公克（10×10公分）、洋蔥250公克（1顆）、白蘿蔔500公克（1/4條）、蔥50公克（1根）、水2公升

製作
1 將所有材料放入湯鍋中，開大火煮滾。
2 煮5分鐘後撈出昆布。
3 轉小火繼續煮30分鐘左右。
4 將高湯過篩。

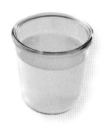

▎牛肉高湯

用途
適合用於以牛肉為主要食材且富含湯汁的料理，或各種燉煮料理的湯底。去除油脂後放涼，也可以當作冷麵的高湯湯底。例如：紫蘇粉拌蕨菜、松子鍋巴湯、鷹嘴豆咖哩。

材料
牛肉（牛胸腹肉）200公克、洋蔥50公克（1/5顆）、蔥50公克（1根）、大蒜25公克（8顆）、白胡椒原粒少許、水1公升

製作
1 將牛肉放入冷水中浸泡20分鐘，去除血水。
2 在湯鍋中放入牛肉和水煮1小時左右，再放入其餘的材料續煮30分鐘。
3 將高湯過篩。

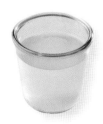

▎雞肉高湯

用途
雞肉高湯適合用於以雞肉為主要食材的清蒸、燉煮、湯類料理，味道會變得非常鮮美。例如：人參雞粥、蟹肉蛋花湯、松子鍋巴湯。

材料
雞肉1公斤（1隻）、洋蔥250公克（1顆）、白蘿蔔500公克（1/4條）、芹菜50公克（1株）、蔥50公克（1根）、大蒜30公克（10顆）、白胡椒原粒10粒、月桂葉3片、水6公升

製作
1 雞肉用流動的水清洗，以去除血水等雜質。
2 將雞肉放入滾水中汆燙2分鐘，然後把水倒出。
3 汆燙好的雞肉再倒入6公升的水和其餘材料，約熬煮1個小時。
4 將高湯過篩。

天然調味料 | 以海鮮和蔬菜製作而成，可以方便保存的調味粉

在抗癌食譜中，重要度不亞於選擇好食材的就是料理中使用的醬料，推薦大家嘗試使用天然調味料取代化學調味料來提升食物的風味和層次。想要讓料理增添鮮美味道和濃郁香氣時，就使用海鮮調味料；想要讓料理呈現出甘甜滋味和清爽口感時，則可以加入蔬菜調味料。

▌海鮮調味料

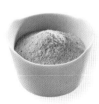

用途
來不及熬煮高湯時，添加海鮮調味料就能輕鬆提味。可用於各種醬燒料理、燉煮料理、湯料理等。

材料
大鰻魚乾200公克、乾蝦200公克、乾蛤蜊肉200公克

製作
1 將大鰻魚乾、乾蝦、乾蛤蜊肉分別用平底鍋小火乾煎，稍微翻炒一下。
2 將炒好的海鮮分別用果汁機攪打成粉。
3 將鰻魚粉、乾蝦粉、蛤蜊粉分別裝入密封容器中。

▌蔬菜調味料

用途
如果加入醬燒蔬菜或豆類等料理，即使沒有高湯也可以簡單地讓料理提味。與海鮮調味料一併使用，可以讓食材的味道更為鮮美。

材料
乾香菇200公克、乾胡蘿蔔200公克

製作
1 將香菇和胡蘿蔔切成細絲，用食物乾燥機烘乾。
2 將乾燥好的香菇絲和胡蘿蔔絲分別用果汁機攪打成粉狀。
3 將香菇粉和胡蘿蔔粉分別裝入密封容器中。

天然調味鹽 | 色彩豐富、香氣四溢的自製調味鹽

　　吃太鹹的飲食習慣可能會成為癌症發病的原因，因此低鹽飲食對於癌症患者來說非常必要，但是也不能因為如此就完全不攝取鹽分，要是食物味道太淡，很容易讓人沒胃口。建議可以用天然調味鹽代替一般的鹽，在降低鈉含量的同時，也能讓食物展現出原有的美味，是抗癌料理的聰明選擇。

▍綠茶調味鹽

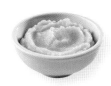

用途
用於調味肉類或魚類料理時，有助於去除腥味和雜味。例如：肉片煎餅。

材料
綠茶粉5公克（1/2大匙）、韓國烤鹽*（ROASTED EASALT）150公克（4/5杯）

製作
1 將綠茶粉和烤鹽充分混合。
2 待熟成12小時後再使用。

▍檸檬調味鹽

用途
味道清新爽口，有助於緩解抗癌患者食欲不振、對氣味敏感等症狀。檸檬調味鹽不僅適用於肉類、魚類、海鮮等動物性蛋白質料理，還適合拿來搭配沙拉。例如：番茄炒蛋。

材料
檸檬140公克（1顆）、韓國烤鹽20公克（1又1/3大匙）

製作
1 將檸檬洗淨後切成塊，用果汁機攪打均勻。
2 將檸檬和烤鹽充分混合。
3 待熟成24小時後使用。

*譯註：烤鹽是指海鹽經過800℃的高溫烘烤後，去除了所有的異物和有害物質，味道柔和且鈉含量約為海鹽的1/3。台灣可於各大電商平台或里仁店舖購得。

紅酒調味鹽

用途

抗癌患者如果因為魚類、肉類的特定氣味而難以下嚥時，可以使用紅酒調味鹽去除異味、增添菜色的風味。紅酒調味鹽適合搭配燒烤、熱炒、燉煮等肉類料理；而白酒調味鹽則適合搭配燒烤、燉煮、清蒸等魚類料理。例如：蔬菜燉紅酒牛肉。

材料

紅酒（或白酒）100公克、粗鹽150公克（1杯）、迷迭香（自由添加）適量

製作

1 將紅酒倒入平底鍋中煮滾，去除酒精成分。
2 煮到紅酒水分減少至一定程度後，放入鹽翻炒。
3 將翻炒均勻的紅酒調味鹽自然風乾二到三天。
4 放入迷迭香一起保存的話，香氣會更濃郁。

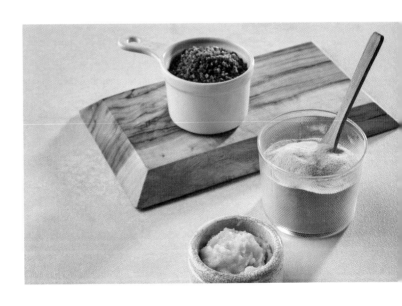

正確計量，是均衡飲食的開始

廚房必備的
三項工具

▎秤

比起使用彈簧刻度秤，更推薦使用單位可以計量到0.1公克的電子秤。使用時必須放在平坦的桌面上，盛裝在容器中測量時，要先將容器放上秤並按下歸零（tare）鍵，讓電子秤顯示0公克後，再裝入食材測量。

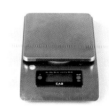

▎量杯

1杯為200毫升，為了精準確認內容物和刻度，建議使用透明耐熱的塑膠材質或玻璃製的量杯。將量杯放在平坦桌面並裝入食材後，視線要調整至與刻度相同的高度，才能準確測量。

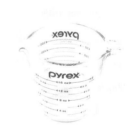

▎量匙

計算少量食材時非常好用。最常用到的是標準的1大匙=15毫升、標準的1小匙=5毫升。將粉狀或醬料類的食材盛滿量匙後，用筷子或刀刮平；液體類食材則盛裝到不會溢出來的程度即可。

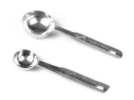

用吃飯的湯匙計量的方法

 1大匙=15毫升
粉狀或醬料類用吃飯的湯匙盛裝尖尖的一匙；液體類則用吃飯的湯匙裝3匙

 1/2大匙=7毫升
粉狀或醬料類用吃飯的湯匙盛裝得稍微鬆散一點；液體類則用吃飯的湯匙裝1又1/2匙

 1小匙=5毫升
用吃飯的湯匙裝1/2匙

 1/2小匙=2.5毫升
用吃飯的湯匙裝1匙

用葉糖代替砂糖的時候

有些患者由於癌症術後的後遺症難以控制血糖、或是有罹患糖尿病的潛在風險，所以本書中採用天然甜味劑葉糖代替砂糖。如果不需要特別控制血糖，使用砂糖也無妨。建議份量為葉糖份量的1.5倍為佳。葉糖1小匙=砂糖1又1/2小匙

常用食材的估計重量

蔬菜、菌菇	
馬鈴薯（小）1顆	85 公克
馬鈴薯（大）1顆、小黃瓜1條	210 公克
洋蔥 1 顆	250 公克
胡蘿蔔（大）1 條	330 公克
白蘿蔔 10 公分	460 公克
櫛瓜（大）1 條	280 公克
地瓜 1 條	130 公克
蓮藕 1 節	300 公克
牛蒡（直徑 3 公分）20 公分	100 公克
茄子 1 條	120 公克
青辣椒（大）1 根	20 公克
青椒 1 顆	100 公克
紫蘇葉 10 片	10 公克
蔥 1 根	45 公克
白菜 1 顆	1 公斤
高麗菜 1 顆	800 公克
菠菜 1 株	14 公克
蕨菜 1 把	100 公克
茼蒿、水芹菜、韭菜 1 把	100 公克
黃豆芽 1 包	300 公克

秀珍菇 1 朵	10 公克
蘑菇 1 朵	17 公克
香菇（大）1 朵	20 公克
金針菇 1 包	100 公克

肉類、蛋類	
牛肉（1 個拳頭大）	120 公克
雞腿 1 支	100 公克
雞蛋 1 顆	50 公克

海鮮、乾貨	
鯖魚 1 條	400 公克
黃魚 1 條	50 公克
螃蟹 1 隻	200 公克
蝦（白蝦）1 隻	18 公克
魷魚 1 隻	250 公克
蝦仁 10 隻	50 公克
牡蠣 1 杯	130 公克
文蛤 1 顆	25 公克
明太魚乾、鯷魚、魷魚絲 1 把	15 公克
海帶（10×10 公分）1 片	35 公克

加工食品、牛奶	
豆腐 1 塊	480 公克
吐司 1 片	35 公克
魚板（方形）1 片	30 公克
黑輪條 10 公分	50 公克
法蘭克香腸 1 條	35 公克
麵粉 1 杯	100 公克
牛奶 1 杯	210 公克

醬料、高湯	
蒜末 1 大匙	18 公克
砂糖、葉糖 1 大匙	12 公克
果寡糖糖漿 1 大匙	22 公克
粗鹽 1 大匙	14 公克
細鹽 1 大匙	16 公克
醬油 1 大匙	18 公克
醬油 1 杯	240 公克
韓式味噌、辣椒醬 1 大匙	20 公克
辣椒粉、白芝麻 1 大匙	8 公克
橄欖油 1 大匙	12 公克
高湯 1 杯	200 公克

設計專屬於自己的健康飲食

治療過程中的治療餐，以及預防、治療後的管理餐

這本書的抗癌料理食譜，將分為「對應各症狀的治療餐」和「日常的管理餐」兩大部分進行介紹。如果正處癌症手術後，或在抗癌治療的過程中出現副作用，可以優先參考第二章「對應各症狀的治療餐」食譜來對抗副作用。其中主要針對最常見的九種症狀進行介紹，建議可以依照患者的狀態安排料理內容、規劃菜單。結束抗癌治療後，則可以運用第三章「日常的管理餐」食譜，幫助患者更快回歸到日常生活。

即使處於治療過程中，假如沒有出現明顯副作用，就可以選用第三章的管理餐。相反地，如果已經結束抗癌治療後還有副作用的存在，就建議繼續吃第二章的治療餐，等症狀完全恢復再換成管理餐即可。訣竅就是根據患者的健康狀況，適當選擇治療餐或管理餐。

每份餐點基本上要包含魚/肉類配菜1種、蔬菜配菜2種

如果結束抗癌治療後想預防癌症復發、回歸到健康的日常生活，就必須透過菜單規劃進行持續性管理。健康抗癌食譜的第一步，**關鍵就在營養均衡的飲食內容**。

建議各位可以自由運用本書中的食譜提案，用一種蛋白質、兩種蔬菜組成一餐，就是最佳的抗癌管理食譜。將第三章的肉類和海鮮以及蔬菜適當地排列組合，即可均衡攝取癌症治療時不可或缺的蛋白質、膳食纖維以及色彩豐富的各種抗氧化營養素，設計出「專屬於自己的健康菜單」。

正餐不足的
營養素透過
點心補充

　　抗癌飲食療法的重點不是單獨攝取某種特定的營養素，而是每天均衡地吃進各種食物。穀物類、蛋白質類食物、蔬菜類、水果類、乳製品類等，其中若有某些類項的營養無法在正餐充足攝取，就可以透過點心予以補充。推薦使用第三章的一碗料理和健康飲料。

　　藉由多種食物均衡攝取營養素的同時，也要減少生活中致癌相關因子，例如菸酒、燒焦的食物等，對於治療癌症來說是最理想的狀態。下面列舉適量蛋白質及多元食材的抗癌食譜範例供參考。

由多元食材組成的 5 種抗癌食譜範例

	抗癌食譜 1	抗癌食譜 2	抗癌食譜 3	抗癌食譜 4	抗癌食譜 5
主食	糙米飯	五穀飯	黑豆飯	山薊菜飯	紫米飯
蛋白質配菜	韓式燒肉炒章魚（p.128）	薑黃豆腐煎餅（p.148）	香辣茄汁燉雞（p.136）	醬漬溏心蛋（p.156）	照燒鮭魚（p.130）
蔬菜配菜 1	涼拌韭菜、韭菜根（p.206）	櫛瓜炒鮮蝦（p.192）	香煎尖頭高麗菜（p.214）	茄子炒牛肉（p.202）	雙瓜鮮蔬沙拉（p.204）
蔬菜配菜 2	蒜炒綠花椰（p.162）	生拌紫蘇葉（p.172）	味噌醬炒空心菜（p.200）	橡實凍涼拌茼芹（p.178）	涼拌雷公根（p.186）
點心	黑芝麻豆花牛奶（p.262）	松子米粥（p.72）	杏仁奶（p.264）	黑豆粥（p.118）	嫩豆腐柳橙汁（p.260）

*肉類&海鮮配菜份量以成人為基準，一餐約攝取一個拳頭大小較為合適。

第二章

對應各症狀的
治療餐

　　患者接受抗癌治療時，可能會出現各種
副作用或營養問題。其中有很多患者因為食
物攝取不足而面臨營養不良的問題，甚至比
罹患癌症本身更加痛苦。應該要根據患者所
經歷的副作用和狀態提供適當的營養，幫助
患者恢復體力、增強治療效果。為此，與其
堅持固定的飲食形式，不如為患者準備可以
下嚥且喜歡的食物，這是更明智的作法。

　　食材的種類和攝取量也需要依照患者的
狀態進行調整，即使是相同的副作用，還是
會根據患者不同的需求而有不同的建議食
材。不要只仰賴過去的常識或習慣，最好可
以和專家討論、參考其意見並接受量身訂做
的餐點。接下來將針對治療過程中經常出現
的症狀，介紹規劃訣竅和美味食譜。

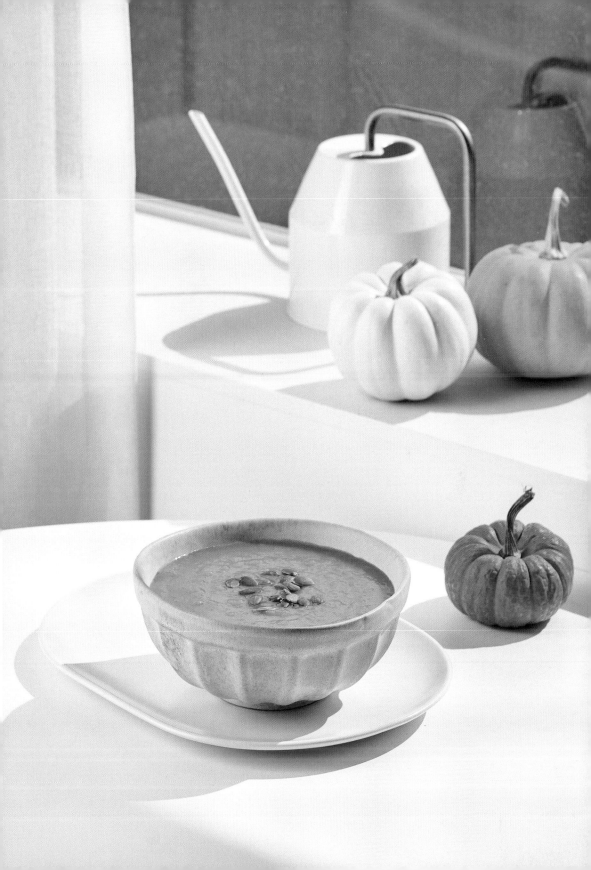

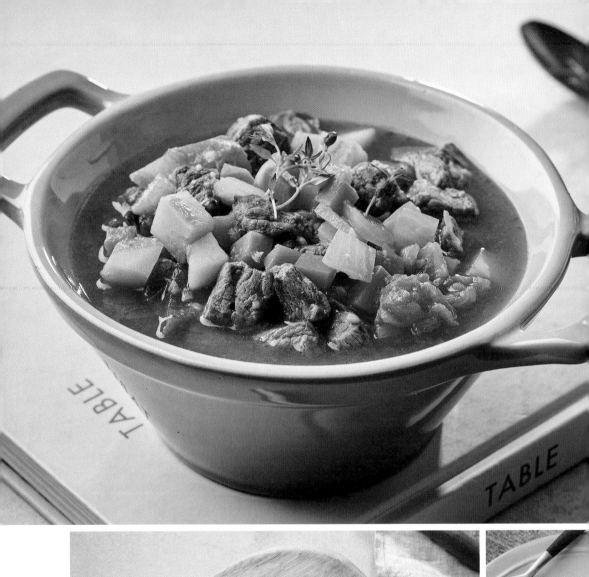

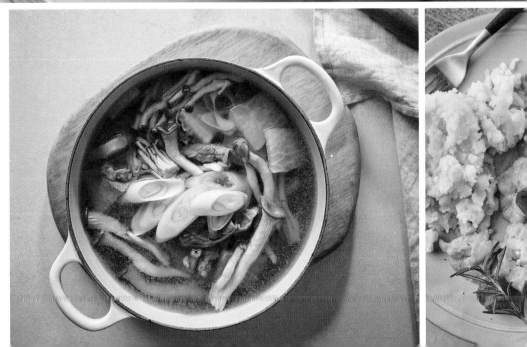

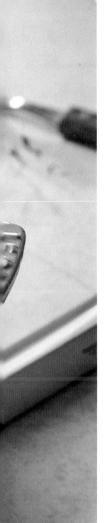

腹瀉

飲食方法：補充水分和礦物質+慢慢攝取低刺激的食物
推薦食物：運動飲料、溫熱的大麥茶、清高湯、軟嫩的熟蔬菜

　　腹瀉可能是由於抗癌化學治療造成的細菌或病毒感染，或是對食物產生的過敏反應及不適等各種原因所引起。儘管這項症狀對一般人而言可能無足輕重、尚在可以忍受的範圍，但是因為會妨礙營養素的吸收，或是流失過多的水分而導致脫水和電解質失衡，因此對癌症患者來說是相當危險的警訊。

　　腹瀉時應該要攝取充分的水分預防脫水，並經常吃蔬菜或水果，以保持電解質的均衡。建議可以經常飲用運動飲料或溫熱的大麥茶。另外，軟嫩的熟蔬菜、清高湯、香蕉、水蜜桃、馬鈴薯泥等也能幫助緩解。

　　相反地，黃豆、高麗菜、綠花椰菜等會刺激腸內產生氣體；冰冷的食物、過燙的食物、刺激性的食物，如：汽水和可樂等碳酸飲料、含咖啡因的咖啡和紅茶，以及巧克力等這一類的零食，都需要限制攝取的份量。

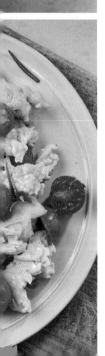

燉菜（Stew）是將多種食材放在　起，長時間慢火燉煮後做出來的西式湯料理。因為均衡地放入了肉類和蔬菜，所以可以同時補充蛋白質和各種礦物質，而且口感軟嫩、不會造成胃部的消化負擔。可以根據每個人不同的口味偏好，搭配米飯、麵包、麵條等，都相當美味。

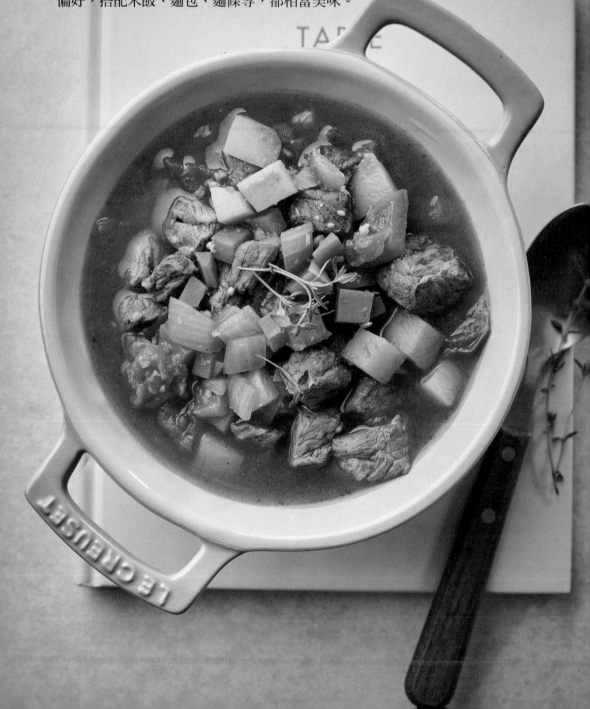

蔬菜燉紅酒牛肉

1 人份 卡路里：250 大卡 / 蛋白質：17 公克

材料：2 人份

牛肉（燉湯用）150 公克
熟透的新鮮番茄 300 公克
洋蔥 120 公克
馬鈴薯 100 公克
胡蘿蔔 40 公克
蒜末 15 公克（2 又 1/2 小匙）
橄欖油 5 公克（1 又 1/4 小匙）
紅酒調味鹽* 4 公克（3/4 小匙）
胡椒粉少許
月桂葉 1～2 片
蔬菜高湯* 200 公克
豆苗｜裝飾用 少許（可省略）

*紅酒調味鹽（參照 p.45）
紅酒 100 公克
粗鹽 150 公克
迷迭香（自由添加）適量

*蔬菜高湯（參照 p.41）
白蘿蔔 500 公克
洋蔥 100 公克
蔥 50 公克
海帶 35 公克
乾香菇 5 公克
水 2 公升

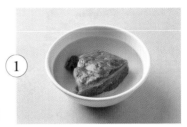
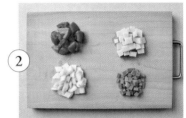
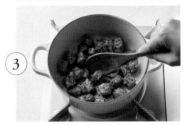
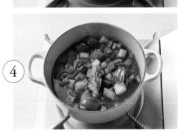

製作

1　將牛肉放入冷水浸泡，去除血水後切小塊。

2　將成熟的新鮮番茄、洋蔥、馬鈴薯、胡蘿蔔切
　成適合食用的大小。

　tip 沒有新鮮番茄時，也可以使用罐頭番茄。

3　在平底鍋裡倒入橄欖油，放入牛肉和蒜末，用
　紅酒調味鹽和胡椒粉調味並翻炒。

4　待牛肉熟透後放入洋蔥、馬鈴薯、胡蘿蔔繼續
　翻炒，放入番茄、蔬菜高湯、月桂葉，轉中
　火煮20分鐘，收湯汁變得濃稠即可，再放上
　少許豆苗裝飾。

這道牛肉湯的牛肉軟嫩順口，連很難吞嚥肉類的人也能輕鬆吃下。如果因為腹瀉造成身體無法順利吸收營養，可能會導致營養不足或免疫力下降。此時建議可以選擇火鍋用牛肉片熬湯，藉此補充水分和蛋白質。另外，脂肪含量高的食物可能會加重腹瀉情況，因此牛肉應該選用油脂含量少的部位。

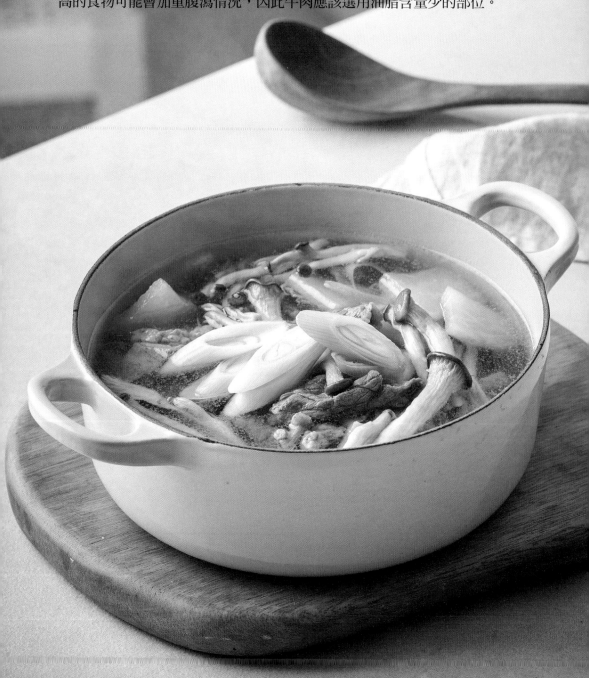

蘿蔔片牛肉湯

1 人份 卡路里：193 大卡 / 蛋白質：21 公克

材料：2 人份

牛肉片（火鍋用）80 公克	*蔬菜高湯（參照 p.43）
白蘿蔔 150 公克	白蘿蔔 500 公克
秀珍菇 100 公克	洋蔥 100 公克
蔥 50 公克	蔥 50 公克
韓式湯用醬油* 15 公克	海帶 35 公克
（2 又 1/2 小匙）	乾香菇 5 公克
蒜末 5 公克（1 小匙）	水 2 公升
麻油 5 公克（1 又 1/4 小匙）	
鹽 3 公克（2/3 小匙）	
胡椒粉少許	
蔬菜高湯* 800 公克	

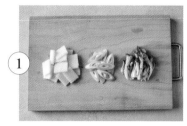

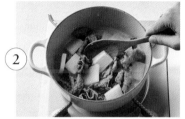

製作

1 白蘿蔔洗淨削皮切成方形薄片，蔥斜切成蔥片。秀珍菇切除根部、剝成方便入口的大小。

2 在湯鍋裡倒入麻油，依序放入牛肉片和白蘿蔔片翻炒。

　　tip 牛肉片以牛臀肉等較沒有油脂的部位為佳。

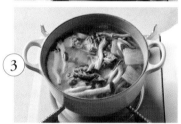

3 待牛肉和白蘿蔔片熟到一定程度後，放入秀珍菇、蔬菜高湯，並用韓式湯用醬油*、蒜末、鹽、胡椒粉調味和煮滾。

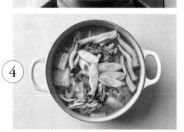

4 等味道融合後放入蔥，多滾一下即可。

*譯註：韓國另有湯用醬油，是希望保持某些湯品的清澈感，因此使用不增色、鹽度高的湯用醬油。可於各大電商平台或韓國食品專賣店購得。

馬鈴薯和番茄含有大量的鉀離子，能補充患者因為腹瀉而流失的鉀離子。推薦可以運用這兩種食材，準備鬆軟好入口的一餐。尤其是番茄，不僅含有極豐富的抗氧化成分，預防各種癌症的效果也很好，非常適合用在抗癌飲食中。用油炒過後，可以幫助更好吸收番茄裡的脂溶性營養成分。

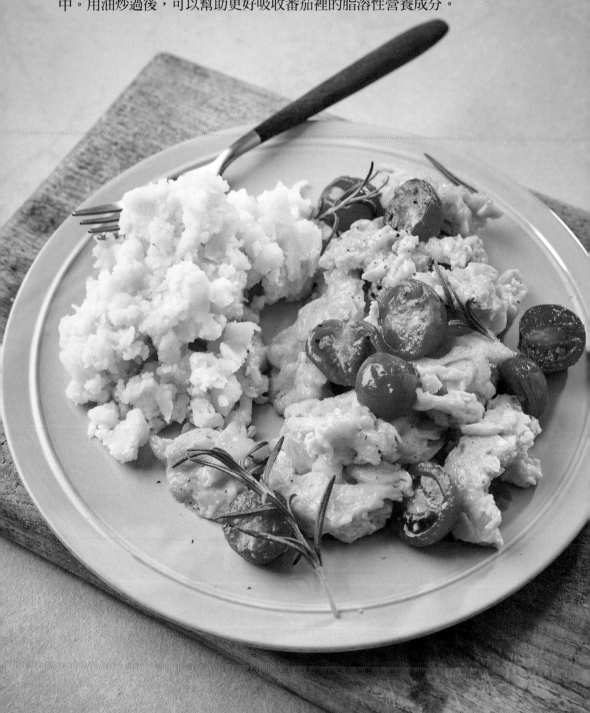

番茄炒蛋佐馬鈴薯泥

1 人份 卡路里：**265** 大卡 / 蛋白質：**18** 公克

材料：2 人份

雞蛋 100 公克（2 顆）

小番茄 200 公克

馬鈴薯 200 公克

橄欖油 5 公克（1 小匙）

檸檬調味鹽* 5 公克（1 小匙）

鹽少許

迷迭香｜裝飾用 少許（可省略）

*檸檬調味鹽（參照 p.44）

檸檬 100 公克

烤鹽 20 公克

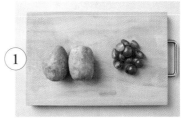

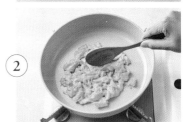

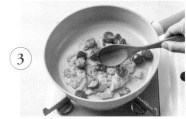

製作

1 將馬鈴薯洗淨後帶皮蒸熟，小番茄對半切開。
  用筷子把雞蛋打散呈蛋液。

2 在預熱好的平底鍋裡倒入橄欖油後，倒入蛋液
  並用木湯匙攪拌，煮熟後炒蛋就完成了。

3 放入小番茄和檸檬調味鹽，再多翻炒一下。

4 蒸好的馬鈴薯去皮，搗碎後用鹽稍微調味。

5 將番茄炒蛋放到盤中，旁邊加入馬鈴薯泥及迷
  迭香裝飾即可食用。

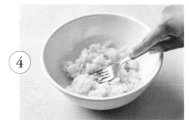

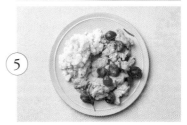

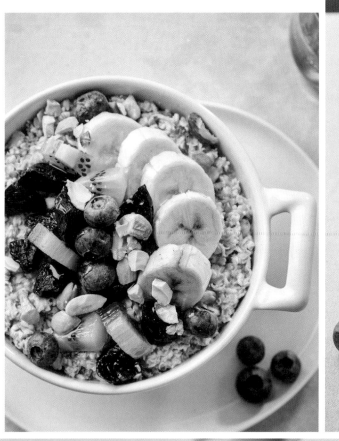

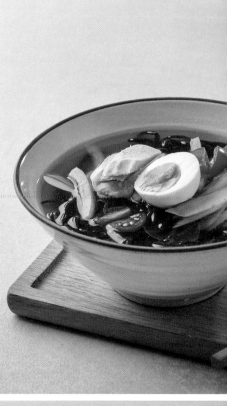

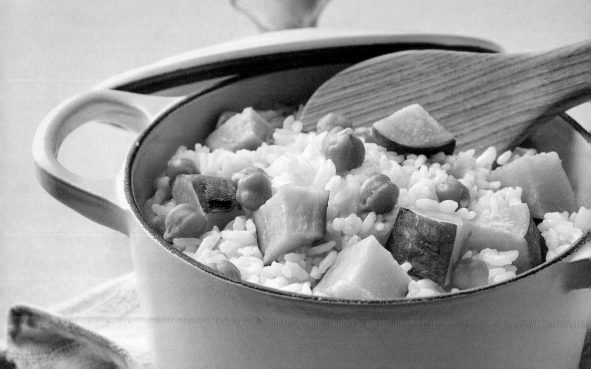

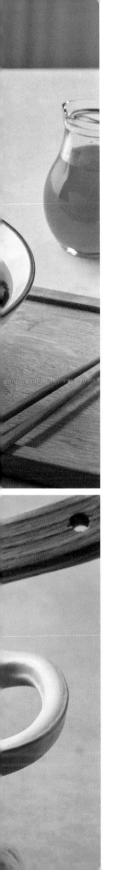

便秘

飲食方法：攝取充足的水分＋多吃富含膳食纖維的食物
推薦食物：全穀物、地瓜、海藻類、水果（黑棗）

　　在水分和食物攝取不足，或長時間躺臥導致身體活動量不夠的情況下，就可能會出現便秘問題。治療癌症的過程中，不僅細胞受損會導致便秘，也可能是因為服用抗癌藥物或止痛藥物等的副作用所造成。假如腫瘤壓迫到消化道，或使消化道變窄等，癌症腫瘤本身也會成為便秘的原因。

　　對一般人來說，便秘會引起不適，而對和病魔奮戰的患者更是會造成龐大的痛苦。

　　想改善便秘症狀，重點是要攝取足夠的水分。一般來說，包含睡前和早上起床習慣喝的溫開水在內，建議每天要喝8到10杯左右的水，還有食用足量的全穀物、地瓜、生鮮蔬菜、新鮮水果、海藻類等富含膳食纖維的食物也是必不可少的要素。除此之外，每天進行步行之類輕鬆無負擔的運動、養成規律的飲食和排便習慣等都有助於消除便秘問題。

將富含必需胺基酸和膳食纖維的燕麥煮熟、壓製而成的加工食品，就是燕麥片。將燕麥片與乳製品混合均勻、放入冰箱中冷藏一夜後，吃起來就像思慕昔一樣柔軟又有滋味。作為早餐或零食吃都非常方便，還可以根據個人喜好放上堅果、水果等，更能增加飽足感。

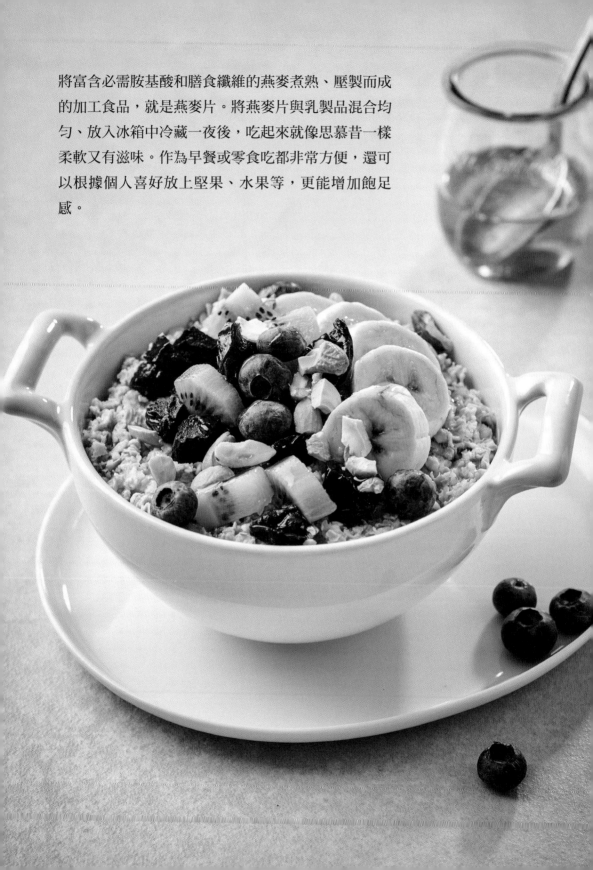

健康隔夜燕麥

1 人份 卡路里：295 大卡 / 蛋白質：11 公克

材料：2 人份

即食燕麥片 50 公克
牛奶 200 公克（或沾著吃的原味優格 80 公克）
李子乾適量
蜂蜜少許

製作

1 將牛奶倒入燕麥片中攪拌均勻。

2 密封後放入冰箱冷藏6小時以上，讓燕麥片泡
開、變軟。

3 將李子乾切成方便入口的形狀。

4 在泡好的燕麥片上放入李子乾。想吃甜一點可
以加入適量蜂蜜。

> tip 可以根據個人喜好準備奇異果、香蕉、藍莓等水
> 果，或杏仁等堅果。如果不想吃冷的，可以在燕麥
> 片中倒入1/4至1杯的牛奶，放入微波爐加熱後食用
> 也是不錯的選擇。

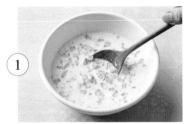

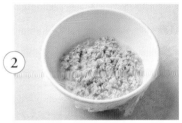

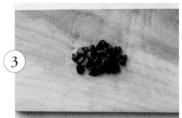

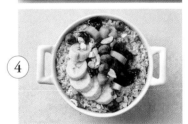

以海帶製作而成的海藻昆布麵條富含膳食纖維，有助於代謝和排便。如果單純料理麵條來吃，很容易只攝取到很多的碳水化合物，所以建議可以選擇雞胸肉、雞蛋、豆腐等蛋白質食物和多種蔬菜作為配料。

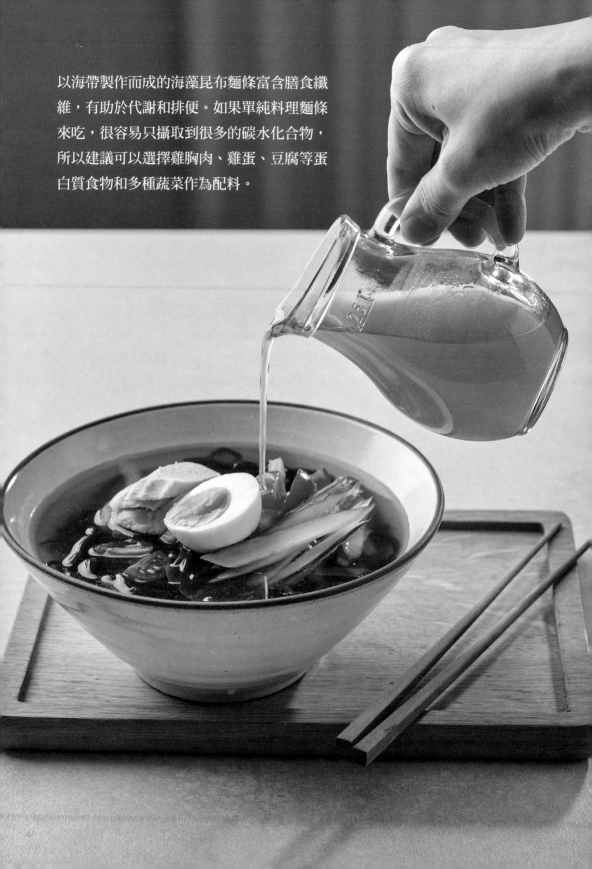

醋雞湯海藻昆布麵

1 人份 卡路里：184 大卡 / 蛋白質：17 公克

材料：2 人份

海藻昆布麵 180 公克	**汆燙雞肉的水**
雞胸肉 50 公克	蔥 25 公克
小黃瓜 20 公克	大蒜 15 公克
甜黃椒 20 公克	胡椒原粒 3 粒
小番茄 50 公克	清酒 15 公克（1 大匙）
水煮蛋 1/2 顆	水 250 毫升
*冷麵湯頭 300 公克	
（可用雞肉高湯取代）	

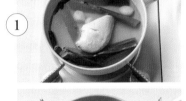

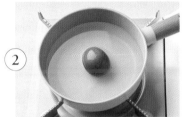

製作

1 在湯鍋中倒入水，放入蔥、大蒜、胡椒原粒、清酒，煮滾後放入雞胸肉煮8分鐘。

2 在冷水裡放入雞蛋，再加入少許鹽一起煮。等水滾後繼續煮11分鐘，起鍋後過冰水剝殼，切一半備用。

3 將煮熟的雞胸肉切片，小黃瓜、甜黃椒洗淨切絲。小番茄切成四等分。

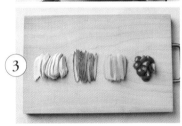

4 海藻昆布麵用水沖洗後裝入碗中，放入雞胸肉、小黃瓜、黃椒、小番茄、雞蛋後，倒入冷麵湯頭即可食用。

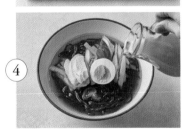

tip 海藻昆布麵是用海帶製成的麵條，可以到超市或網路上購買。如果想要熱熱地吃，可以用雞肉高湯（參照p.42）代替冷麵湯頭。

*譯註：市售冷麵湯頭可在電商平台購買。

接受抗癌治療時，食量和活動量都會跟著減少，因此容易出現便祕症狀。地瓜牛奶豆飯這道特色料理的風味與眾不同，可以幫助刺激食欲，而且其中含有豐富的膳食纖維，有助於改善便祕。用牛奶做飯不僅能一併補充蛋白質，也讓飯本身香氣四溢。

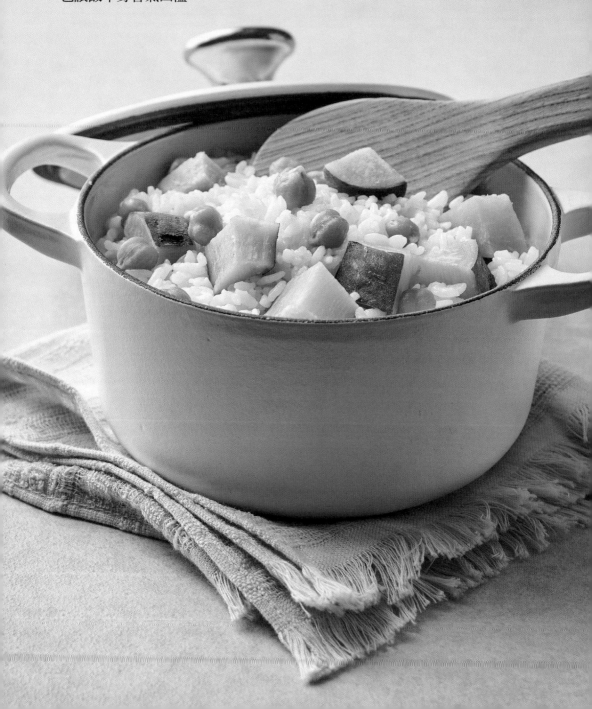

地瓜牛奶豆飯

1 人份 卡路里：464 大卡 / 蛋白質：12 公克

材料：2 人份

浸泡過的米 200 公克
地瓜 130 公克
乾的鷹嘴豆 20 公克
牛奶 200 公克
蔬菜高湯* 50 公克
鹽少許

*蔬菜高湯（參照 p.41）
白蘿蔔 500 公克
洋蔥 100 公克
蔥 50 公克
海帶 35 公克
乾香菇 5 公克
水 2 公升

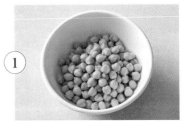

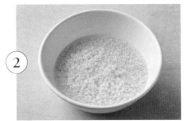

製作

1　將乾的鷹嘴豆洗淨，浸泡4小時後瀝乾。

2　白米洗淨後，浸泡30分鐘後瀝乾。

　　tip 煮飯時，在白米裡加入糙米之類的五穀雜糧也很不錯。

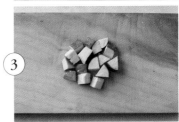

3　地瓜洗淨後，連皮一起切成一口大小。

4　在湯鍋中放入泡好的米、鷹嘴豆、地瓜和鹽，再倒入牛奶和蔬菜高湯，把飯煮好即可食用。

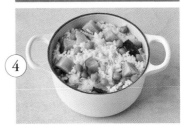

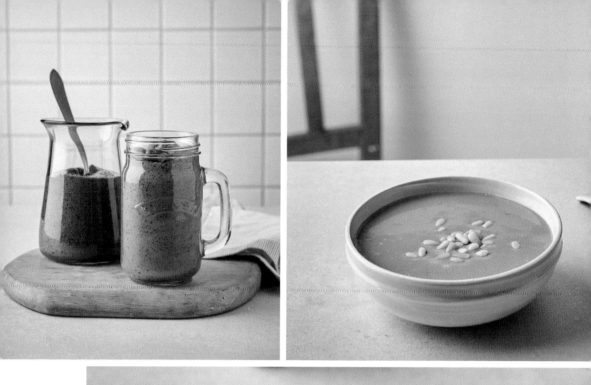

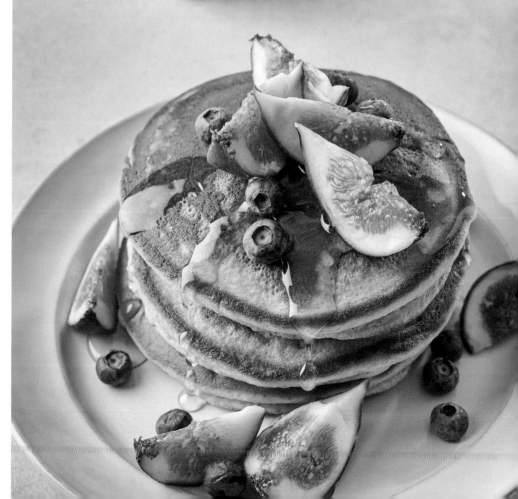

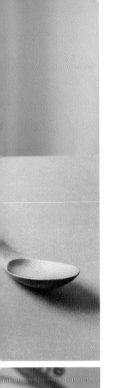

食欲不振

飲食方法：少量多餐進食+不受限制地享受自己想吃的食物
推薦食物：酸甜爽口的食物（涼拌麵、涼拌菜等）、符合自己喜好的零食

　　食欲不振是癌症患者最常見的副作用。因為不僅癌症本身，有很多時候抗癌治療也會降低患者食欲。食欲不振時，比起嚴格遵守定好的吃飯時間和健康菜單，在有飢餓感、心情愉快想吃東西時進食是更重要的。如果患者想吃，即使是吃帶有一點刺激性的食物也沒關係。

　　建議少量多餐，每次一點、次數頻繁、慢慢進食。簡單的身體活動或散步也對胃口有幫助。身體狀態好的時候，多吃一點也無妨，在充分休息後的早晨吃豐盛一點是最好的。

　　假如很難做到穩定、持續地進食，則可以吃粥、米糊、果汁、濃湯、乳製品等點心，或是喝營養補充飲料。營養補充飲料含有包括蛋白質在內的各種必需營養素，是彌補飲食中卡路里不足的替代食物。營養補充品除了飲料之外，還有果凍、粉狀等多種型態，建議可以根據患者的喜好選擇。

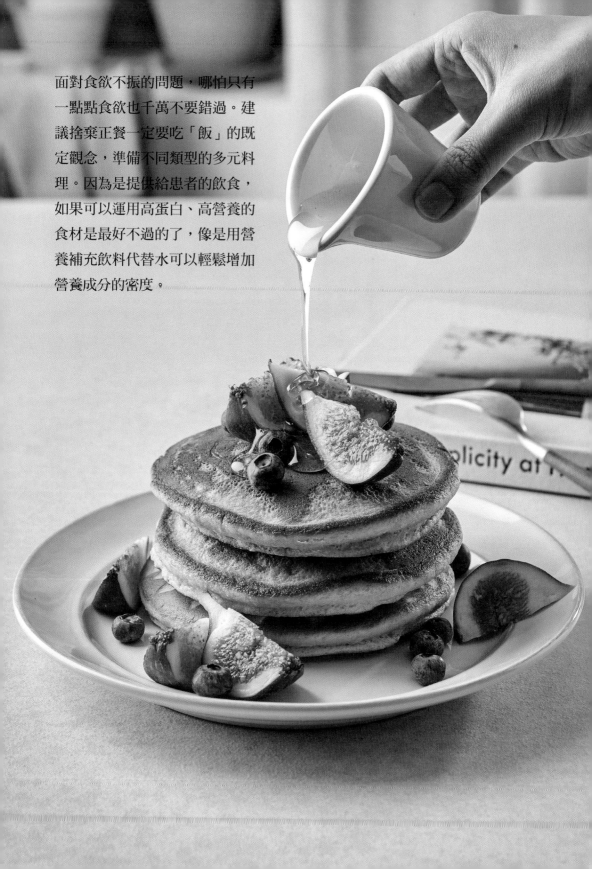

面對食欲不振的問題，哪怕只有一點點食欲也千萬不要錯過。建議捨棄正餐一定要吃「飯」的既定觀念，準備不同類型的多元料理。因為是提供給患者的飲食，如果可以運用高蛋白、高營養的食材是最好不過的了，像是用營養補充飲料代替水可以輕鬆增加營養成分的密度。

美式鬆餅

1 人份 卡路里：396 大卡 / 蛋白質：16 公克

材料：2 人份

鬆餅粉 250 公克
雞蛋 50 公克（1 顆）
營養補充飲料 100 公克
糖漿 15 公克（2/3 大匙）
橄欖油少許

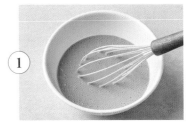

製作

1　在市售鬆餅粉中放入營養補充飲料和雞蛋，充分攪拌均勻。

　　tip 使用營養補充飲料製作鬆餅十分適合，還可以增添濃郁香氣。

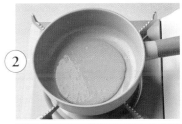

2　開小火，在平底鍋裡倒入橄欖油，舀1杓麵糊放入鍋中。

3　待一面熟透後，將鬆餅翻面繼續加熱。

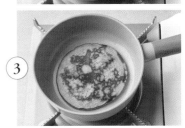

4　兩面煎熟便可盛裝到盤子裡，最後淋上糖漿即完成。

　　tip 加入藍莓、李子等酸甜水果，可以增添味道層次和營養，看起來也更可口。

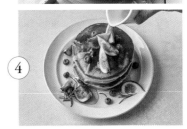

這道料理，是用營養補充飲料取代牛奶做的松子米粥。松子米粥是將米磨碎後倒入牛奶後熬煮而成，是口感軟爛好入口的粥品，在朝鮮時代是君王才能享用的一道補品。在特別沒有胃口的時候，往往只吃得下一點點，所以建議準備營養豐富的食物，少量多次的進食。

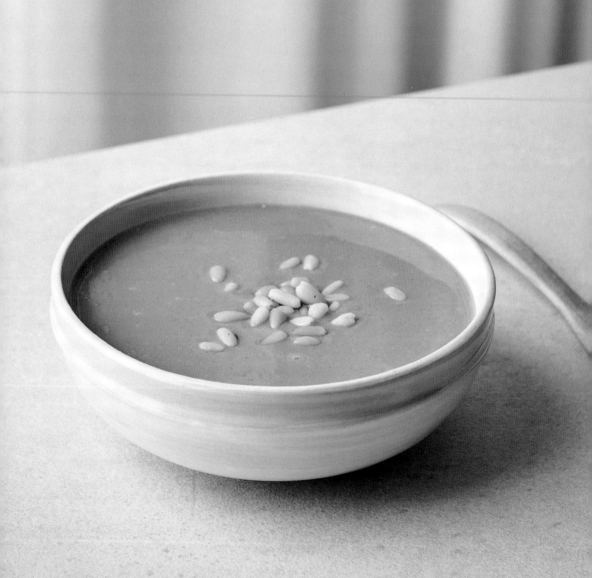

松子米粥

1 人份 卡路里：202 大卡 / 蛋白質：6 公克

材料：2 人份

蓬萊米粉 30 公克
糯米粉 20 公克
營養補充飲料 200 公克
菜糖 8 公克（2/3 大匙）
鹽 2 公克（1/2 小匙）
松子少許
水 200 毫升

製作

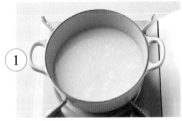

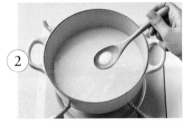

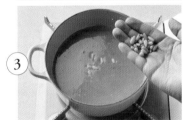

1 將蓬萊米粉和糯米粉放入湯鍋中，倒入水煮滾。

   tip 如果沒有蓬萊米粉和糯米粉，可以將蓬萊米和糯米浸泡完加水用研磨機研磨備用。

2 水煮滾後，加入鹽調味。

3 待米粉均勻散開、變得滑順後，加入營養補充飲料和菜糖，再多煮一下即可關火。盛裝在碗裡，再撒上松子便大功告成。

這是一道能讓人產生食欲的代餐思慕昔。沒有食欲而吃不下正餐的時候，選擇一些酸甜爽口的食物會更有幫助。用酸酸甜甜的藍莓和冷凍營養補充飲料一起研磨而成的思慕昔雖然是飲料，但營養密度高，可以預防營養不良。還可以代換成其他水果，享受各種不同的滋味。

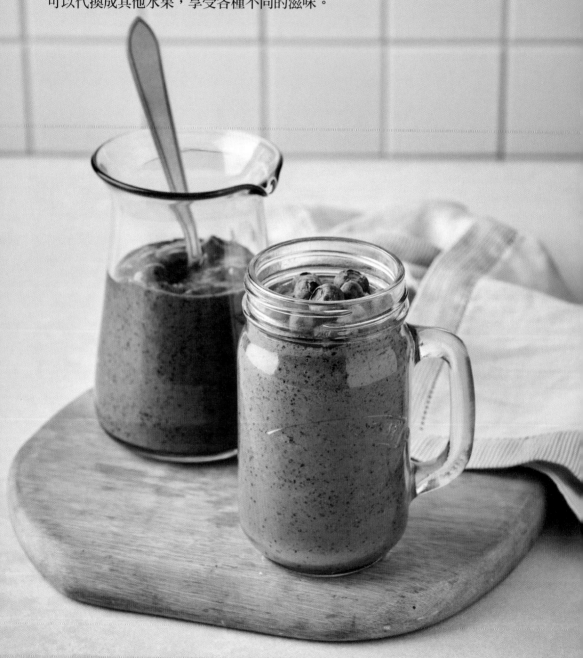

藍莓思慕昔

1 人份 卡路里：274 大卡 / 蛋白質：8 公克

材料：2 人份

冷凍藍莓 150 公克
營養補充飲料（冷凍）200 公克
蜂蜜 15 公克（2/3 大匙）

製作

1 準備口味香甜的補充營養飲料，倒入製冰盒、
　放冰箱冷凍。

2 將冷凍藍莓和冷凍的營養補充飲料放入果汁機
　攪打均勻。此時先另外預留幾顆藍莓。

3 加入蜂蜜攪拌後，盛裝到碗中，再放入事先預
　留的藍莓即完成。

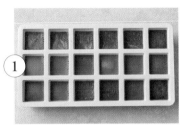

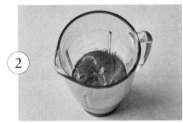

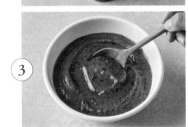

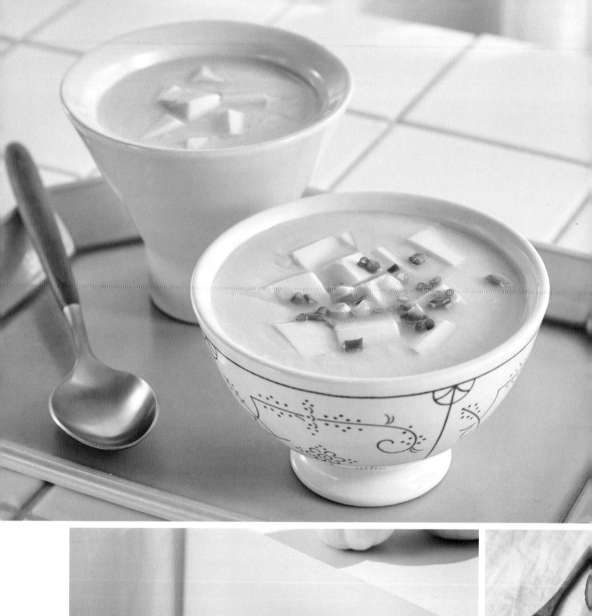

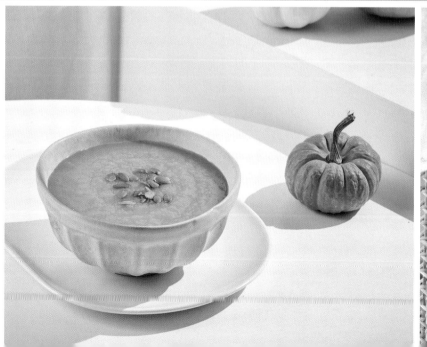

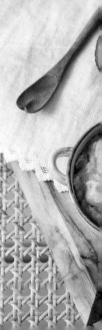

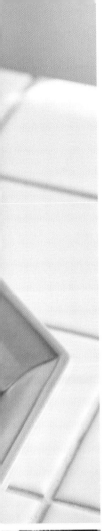

口腔和喉嚨疼痛

飲食方法：吃柔軟且不燙的食物+多加運用果汁機或吸管
推薦食物：涼南瓜粥、果泥、冰淇淋

　　如果口腔內變得乾燥，或是遇到口腔和食道黏膜發炎的情形，就會產生疼痛。口腔疼痛是癌症患者繼食欲不振後常見的症狀。原因可能是食道癌、喉癌等癌症本身，也有可能是由於接受了抗癌化學治療和放射線治療後，有細菌從外部入侵，或是對一般細菌的抵抗能力下降而產生的副作用，再加上一些癌症治療藥物會因為藥效而連帶造成健康的黏膜細胞受到損傷。

　　假如口腔和喉嚨有疼痛的感覺，可能導致吞嚥食物困難或難以感受到味道，因此需要針對這些症狀有更多準備並加以照護。首先建議準備方便吞嚥的柔軟食物，以及避免刺激性或過燙的食物等。難以吞嚥的食物可以先用果汁機打碎，液體類的則可以用吸管幫助進食。若想儘快擺脫這一類的症狀並提振胃口，就要經常漱口，預防食物殘渣或細菌殘留，同時經常保持口腔清爽。

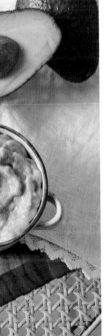

如果口腔和喉嚨等消化道受損，飲食方面就會變得較為辛苦，不得已只能喝白稀飯。要是這個情況持續太久，身體的營養狀態會惡化，治療過程也會更加艱辛。這個時候推薦富含蛋白質的蒸蛋料理，同時加入柔軟細緻的嫩豆腐。吃的時候稍微放涼、一點一點舀來吃，便於吞嚥的程度不亞於白稀飯。

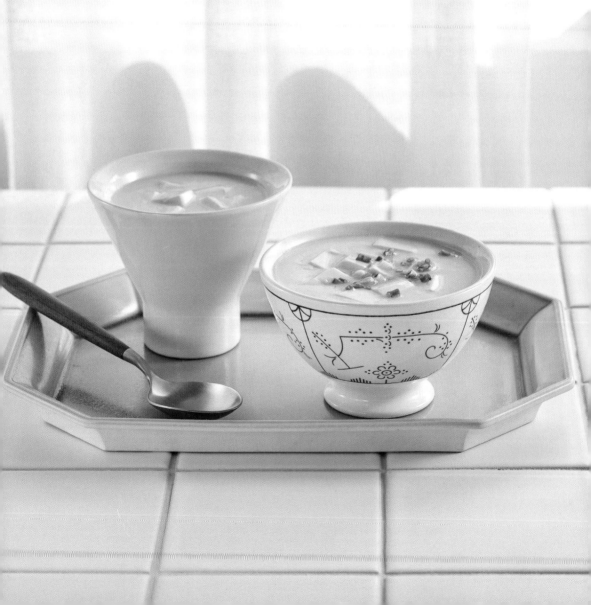

嫩豆腐蒸蛋

1 人份 卡路里：183 大卡 / 蛋白質：18 公克

材料：2 人份

雞蛋 100 公克（2 顆）　　*鰻魚高湯（參照 p.41）
嫩豆腐 100 公克　　　　　大鰻魚乾 20 公克（10 條）
日式醬油 10 公克　　　　　乾蝦 10 公克
鹽少許　　　　　　　　　海帶 35 公克
鰻魚高湯* 50 公克　　　　水 2 公升
蔥花｜裝飾用 少許（可省略）

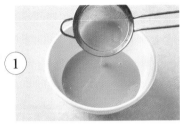

製作

1　將雞蛋均勻打散後過篩一次。

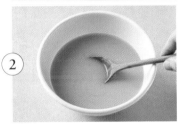

2　在蛋液中倒入鰻魚高湯，並加入日式醬油和鹽
　　調味。

　　tip 也可以用鰹魚高湯代替鰻魚高湯。日式醬油適合
　　用來提味，是用鰹魚高湯加上調味料所製成，在超
　　市很容易購得。

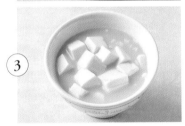

3　將蛋液倒入碗中，嫩豆腐切塊後放入。

4　放入蒸鍋中用小火蒸20分鐘後冷卻，撒上蔥花
　　即完成。

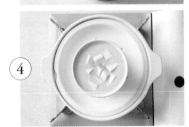

果泥是一種將水果煮過或研磨完過篩，再加入少許水使其變得濃稠度適中的料理，口感柔軟且鮮甜。遇到口腔和喉嚨有疼痛感、難以吃下食物時，請務必嘗試用自己喜歡的水果製作一道果泥。一點一點攝取，不僅可以補充營養，也有助於緩解疼痛。

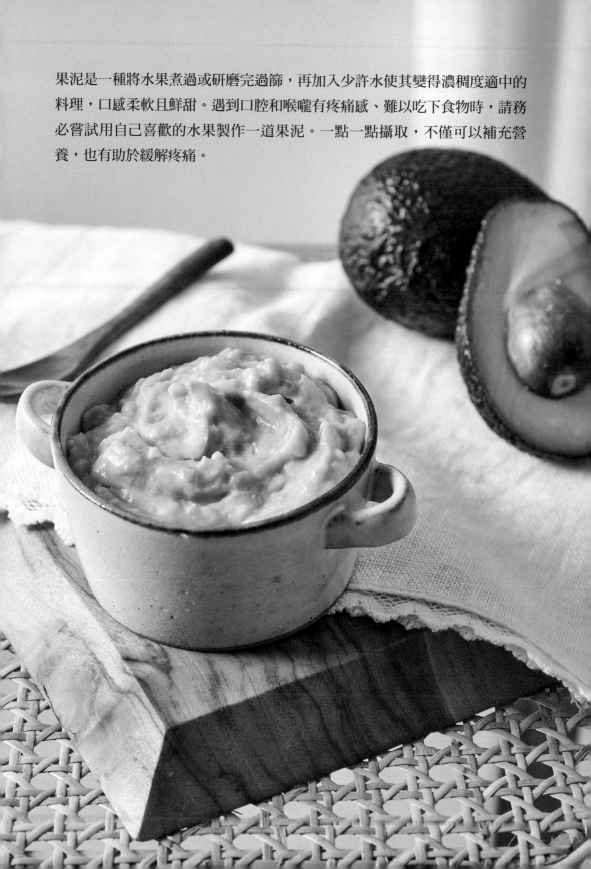

酪梨香蕉果泥

1 人份 卡路里：360 大卡 / 蛋白質：5 公克

材料：2 人份

酪梨 160 公克（1 顆）
香蕉 50 公克（1 根）
水少許

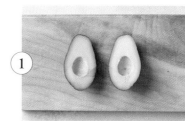

製作

1 準備完全熟透的酪梨，將其對半切開後把籽去
掉，備用。

   tip 完全熟透的酪梨和香蕉更甜。尚未成熟的話可以
   用紙包起來，放在常溫下讓它充分熟透。

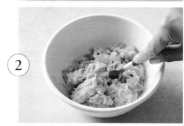

2 將香蕉和酪梨去皮後放入碗中，用湯匙輕輕壓
成泥。

3 分次加入少許的水，調整成適合食用的濃稠度
即可。

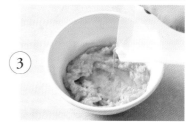

涼涼吃也美味的南瓜粥。與其它粥品相比，南瓜粥的顆粒更細緻柔軟，如果碰到消化道黏膜受損且有痛感時，較好吞嚥且容易消化。尤其是南瓜的甜度高、味道好，還有豐富的膳食纖維和維生素A，是我們經常推薦給患者的食物。嚴重感到疼痛時，也可以將南瓜粥稀釋後用吸管飲用。

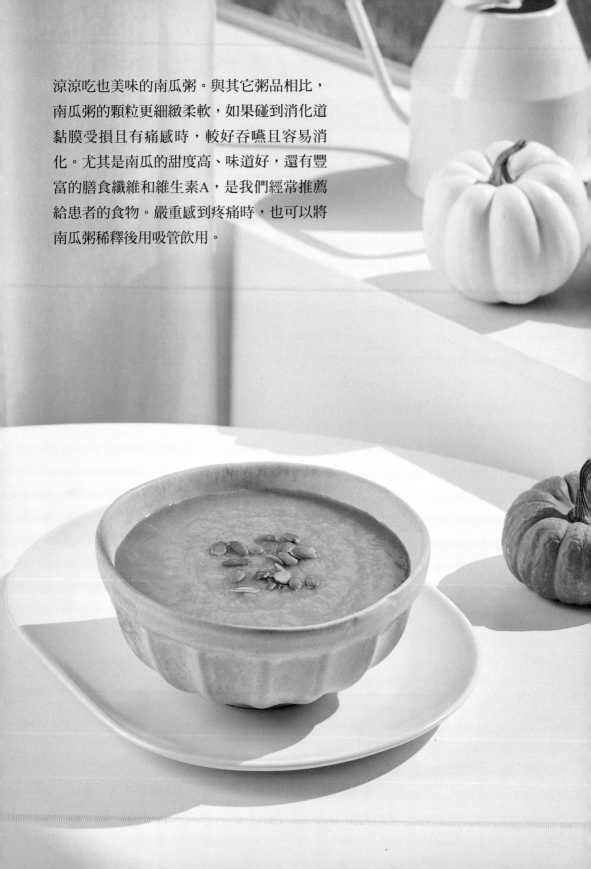

爽口的南瓜粥

1 人份 卡路里：147 大卡 / 蛋白質：7 公克

材料：2 人份

甜南瓜 300 公克
糯米粉 20 公克
鹽少許
水 300 毫升

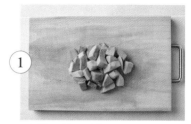

製作

1 將南瓜洗淨，去掉皮和籽後切成小塊。

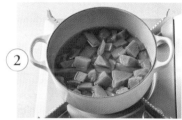

2 將南瓜放入湯鍋中，倒入沸水煮至南瓜充分熟透為止。

3 另取一只碗放入糯米粉和少許水拌勻，水加至沒有結塊。

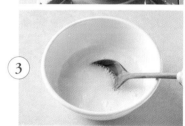

4 南瓜熟透後將南瓜均勻搗碎，倒入均勻攪拌好的糯米粉糊，再放少許鹽調味拌勻即可。

tip 待充分冷卻、放涼後吃，口腔和喉嚨才不會痛。若沒有疼痛問題時，建議可以撒上南瓜籽或松子。

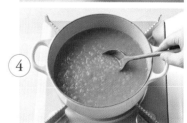

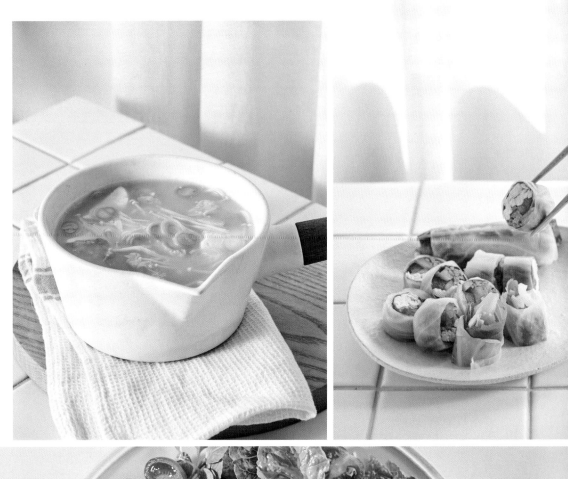
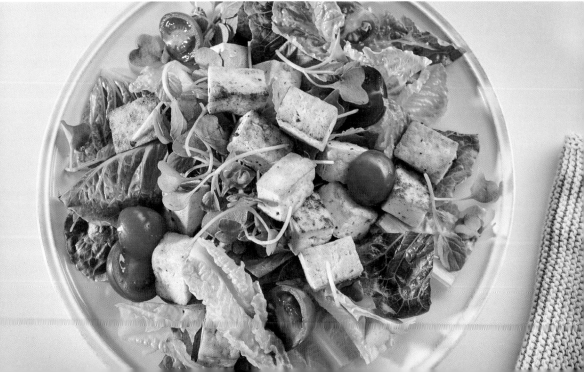

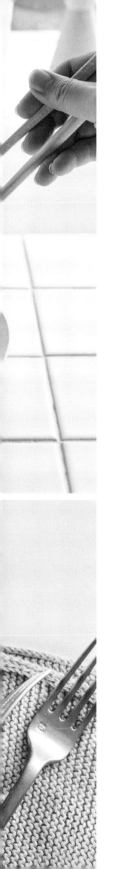

味覺改變

飲食方法：吃豆腐、雞蛋代替肉類+提升嗅覺、視覺以代替味覺
推薦食物：豆腐、雞蛋、檸檬水

在抗癌治療過程中，可能會對食物的味道或氣味變得非常敏感。尤其是吃肉類、魚類等高蛋白食物時，會嘗到苦味或類似金屬的味道，導致食欲不振。此時建議最好用豆腐、雞蛋、黃豆、乳製品等代替肉類並補充蛋白質，同時搭配清爽的水果來增加食欲。這類型的味覺改變在治療結束後就會消失，所以請別擔心。

失去味覺或口味改變造成不易進食的話，**建議準備看起來美味、味道聞起來很香的食物，藉由視覺和嗅覺刺激食欲。**烹調時可以利用果汁或淋醬等調味、吃飯前喝點茶或吃些檸檬之類食物來增加食欲，也是不錯的方法。酸味能幫助去除金屬味，推薦使用柳橙和檸檬一類的水果。

另外，如果使用金屬容器可能會讓金屬味和苦味變得更強烈、明顯，最好可以換成陶瓷或塑膠製的容器盛裝。

如果味覺改變、吃肉類和魚類時會感到不適，就用清爽的豆腐料理補充蛋白質吧！喜歡的蔬菜、再加上煎得表面酥脆的豆腐，便是一道可以代替正餐的美味沙拉。最後搭配上香氣四溢的爽口淋醬，就不會因為味覺改變而減少食量、導致營養不足。

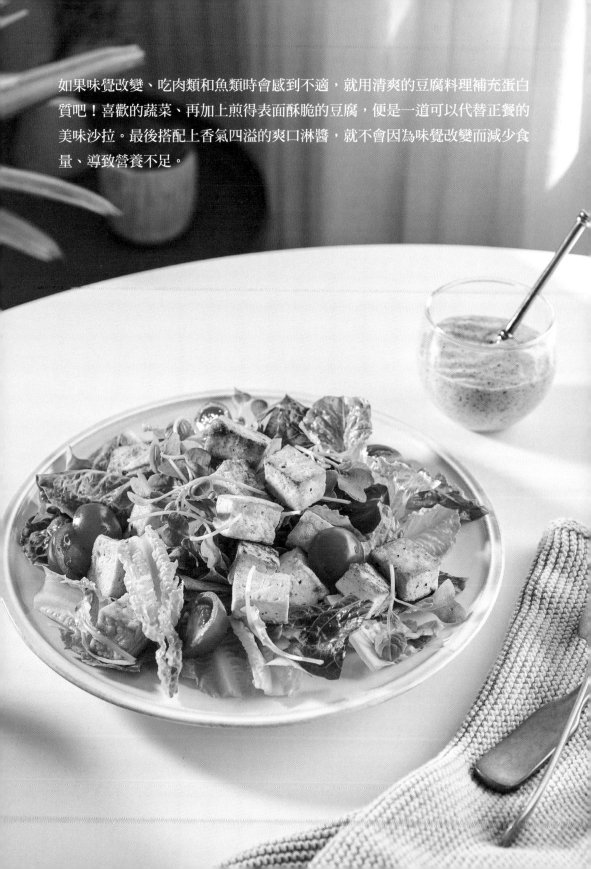

香煎豆腐沙拉

1 人份 卡路里：437 大卡 / 蛋白質：12 公克

材料：2 人份

板豆腐 100 公克
小番茄 100 公克（10 個）
蘿蔓萵苣、嫩葉蔬菜各 20 公克
橄欖油少許

黑芝麻淋醬

黑芝麻 20 公克（2 又 1/2 大匙）
白芝麻 10 公克（1 又 1/4 大匙）
美乃滋 150 公克
果寡糖糖漿 15 公克（2/3 大匙）
檸檬汁 15 公克（1 大匙）
鹽少許（1/4 小匙）
豆漿 90 公克

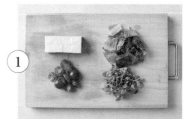

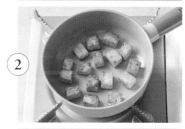

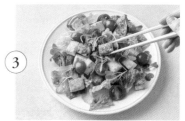

製作

1 將板豆腐切成塊狀，小番茄洗淨對半切開，蘿蔓萵苣撕成一口大小。

2 在平底鍋裡倒入橄欖油，將豆腐兩面都煎至金黃色，起鍋備用。

3 在盤子裡放入蘿蔓萵苣、嫩葉蔬菜、小番茄、煎豆腐，所有淋醬材料攪拌均勻後淋到沙拉上即完成。

 tip 用生檸檬擠汁代替市售檸檬汁，沙拉的味道會更清爽。

對肉類的胃口發生變化時，可以利用顏色豐富的各種蔬菜來蓋過肉類本身的味道，另外增強視覺效果也是很好的方法。建議用雞胸肉、高麗菜、彩椒等食材做成高麗菜捲，鮮豔的顏色搭配和清脆爽口的滋味，絕對會讓你筷子夾到停不下來。

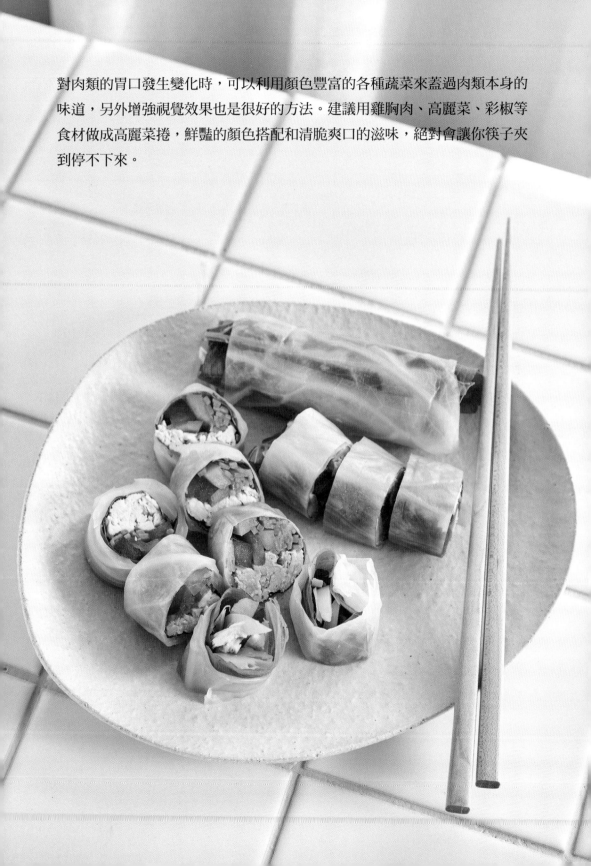

雞胸肉高麗菜捲

1 人份 卡路里：246 大卡 / 蛋白質：21 公克

材料：2 人份

高麗菜葉 120 公克（4 片）	**汆燙雞肉的水**
雞胸肉 100 公克	蔥 50 克
胡蘿蔔 20 公克	大蒜 30 公克
紅椒、黃椒各 30 公克	胡椒原粒 5 粒
紫蘇葉 4 公克（4 片）	清酒 30 公克（2 大匙）
	水 500 毫升

製作

1　將高麗菜葉洗淨後蒸熟，接著用冷水沖洗。

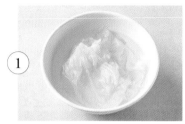

2　在湯鍋中倒入水，放入蔥、大蒜、胡椒原粒、清酒，煮滾後放入雞胸肉煮8分鐘。待雞胸肉放涼了再撕成小塊。

> tip 如果覺得燙煮雞胸肉很麻煩，也可使用市面上銷售的舒肥雞胸肉。稍微汆燙就可以了，非常方便。

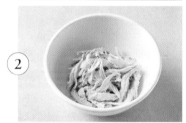

3　將胡蘿蔔洗淨削皮，紅椒、黃椒洗淨去籽切成絲備用。

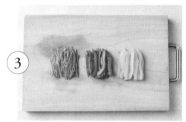

4　將高麗菜葉攤開、鋪上紫蘇葉，放上切絲的蔬菜和雞胸肉，像捲長飯糰一樣捲起來。切成2公分的長度，盛裝至盤中即完成。

> tip 如果想搭配醬汁一起享用，可以做黑芝麻淋醬（參照p.87）來搭配。

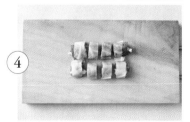

病患因為各種藥物和治療過程而產生的味覺改變，在治療結束後就會自然消失，但在這段時間的食量和蛋白質的攝取量都會影響治療的成效。因此，為各位介紹用雞蛋和豆腐就能完成的簡便高蛋白料理。無論是誰都有可能對進食產生抗拒的心理，所以推薦這道料理作為治療期間優質蛋白質攝取的主要來源。

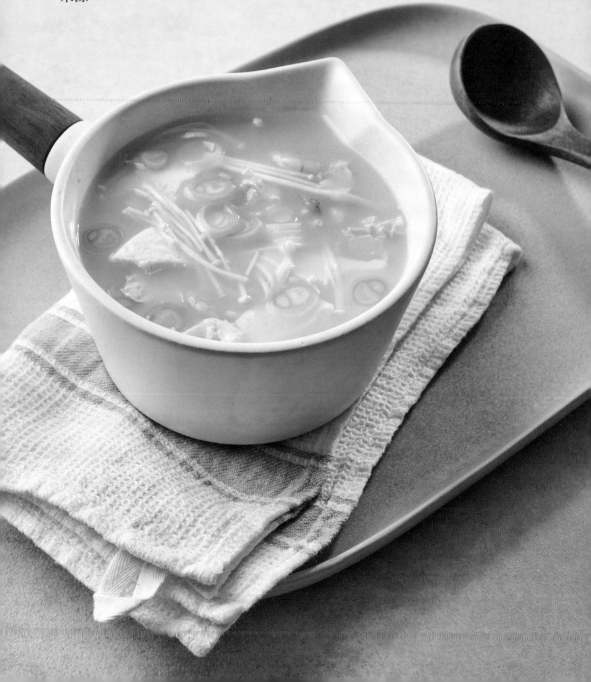

雞蛋嫩豆腐湯

1 人份 卡路里：109 大卡 / 蛋白質：10 公克

材料：2 人份

嫩豆腐 100 公克

雞蛋 50 公克（1 顆）

金針菇 10 公克

蔥 5 公克

鹽少許

鯷魚高湯* 400 公克

*鯷魚高湯（參照 p.41）

大鯷魚乾 20 公克（10 條）

乾蝦 10 公克

昆布 35 公克

水 2 公升

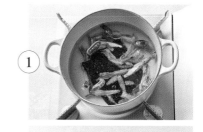

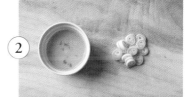

製作

1　將鯷魚和乾蝦處理好，放入湯鍋中翻炒一下，再加入水和昆布煮滾。待水煮開後撈出昆布，再繼續煮20分鐘。

2　將雞蛋均勻打散，蔥切成蔥花，金針菇切除根部備用。

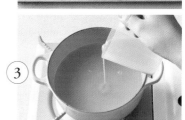

3　將高湯煮滾後，倒入打好的蛋液。

4　放入嫩豆腐和金針菇，再多滾一下。

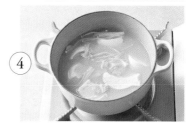

5　最後放入蔥花，用鹽調味即完成。

　　tip 這道料理和蝦子的味道很搭，可以根據個人喜好放入蝦肉一起烹調。

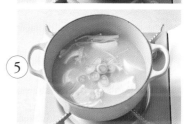

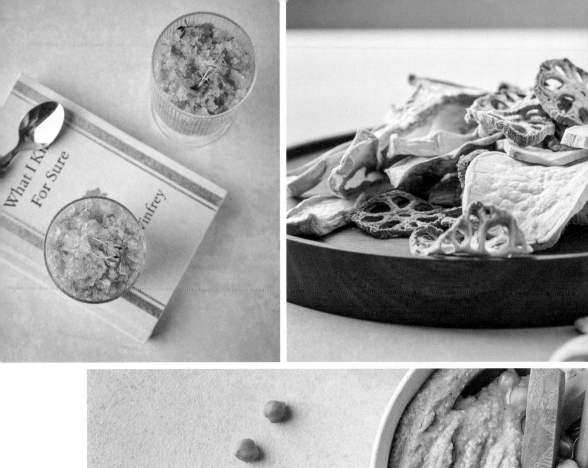

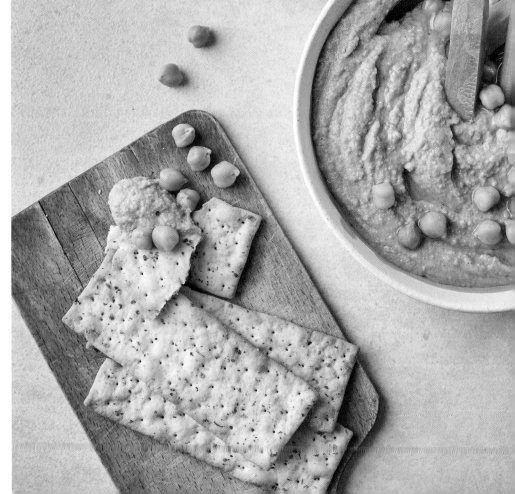

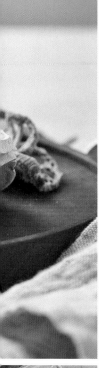

噁心和嘔吐

飲食方法：吃氣味清淡、冷的食物+水分含量少的食物
推薦食物：餅乾、雪酪、蔬菜片

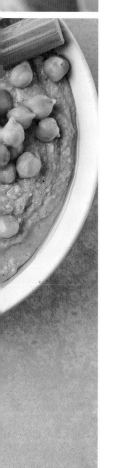

　　噁心的症狀可能在接受治療時便立即出現，也可能會在開始治療的 2 到 3 天後出現，也可能很幸運地不會碰到。而有噁心症狀的病患，大部分也都會在治療結束後消失。至於嘔吐則是會接續在噁心症狀後出現，治療過程、食物氣味、胃部或腸道內的氣體等，都有可能是原因之一。

　　出現噁心、嘔吐症狀時，建議一點一點、次數頻繁地少量多餐吃是比較有效的進食方法。注意用餐場所的適當通風，避免氣味過重造成不適，也有一定的幫助。另外，吃涼的食物也是一個減少食物氣味的不錯方法。

　　假如噁心或嘔吐的症狀嚴重，嘴巴裡含冰塊或吃冷的食物都可以幫助症狀的緩解。然而，胃部裡的水分越多，症狀就會越嚴重，所以儘量要準備水分含量較少的食物，吃飯時也不要喝水。此外，要注意飯後不要突然活動，還有治療的前 1 到 2 個小時內最好不要進食。

雖然市面上推出很多蔬菜片的產品，但其中有很多是用油炸，或是加了鹽、糖等調味過的產品，這些不適合在抗癌治療的過程中食用。建議用食物乾燥機自製蔬菜片，且不要加入其他調味料，反而能夠享受蔬菜本身最天然的風味。這就是最好的自製健康零食，無論什麼時候吃都美味。

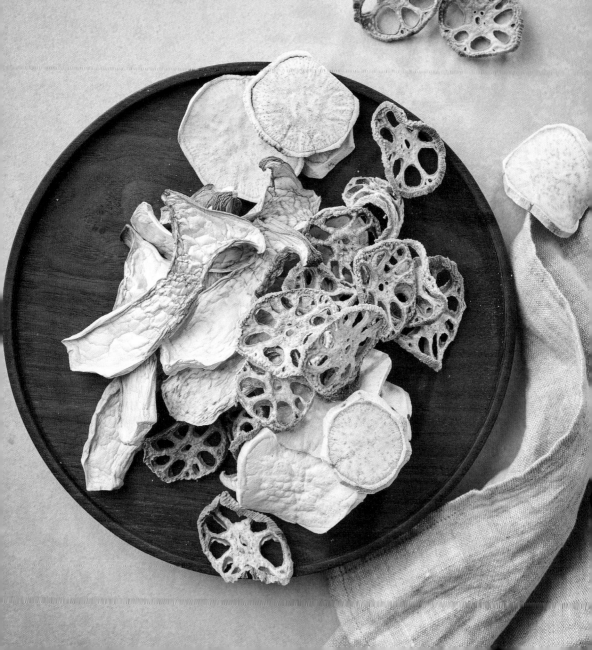

自製綜合蔬菜片

1 人份 卡路里：**97** 大卡 / 蛋白質：**6** 公克

材料：2 人份

杏鮑菇 100 公克
地瓜 100 公克
蓮藕 100 克

製作

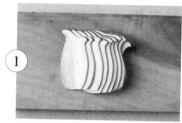

1　將杏鮑菇切成0.4公分厚的片狀。

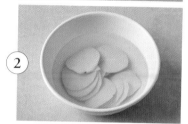

2　將地瓜切成0.3公分厚的片狀，放入冷水中浸泡30分鐘洗去澱粉。

　　tip 地瓜要先洗掉表層澱粉，才能享受到更酥脆的口感。

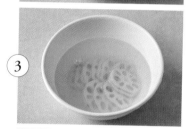

3　將蓮藕切成0.2公分厚的薄片，用冷水浸泡30分鐘洗去澱粉。

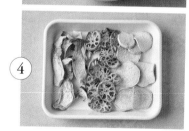

4　將切好的杏鮑菇片、地瓜片、蓮藕片分別置於70℃的食物乾燥機中乾燥約4小時。

　　tip 各種食材的水分含量和厚度不同，乾燥程度也會有所不同，請務必隨時確認。若家裡沒有食物乾燥機，也可以用烤箱或氣炸鍋製作。建議轉170℃烘烤18分鐘左右為佳。

有噁心的感覺時，冰涼的食物會比熱食更容易吞嚥。光是想想就讓人覺得涼爽到心曠神怡的西瓜，再擠上一點又酸又清爽的檸檬汁，放入冷凍做成雪酪試試吧！嚼起來嘎吱嘎吱的沙沙口感，讓人心情也跟著變得舒暢起來。

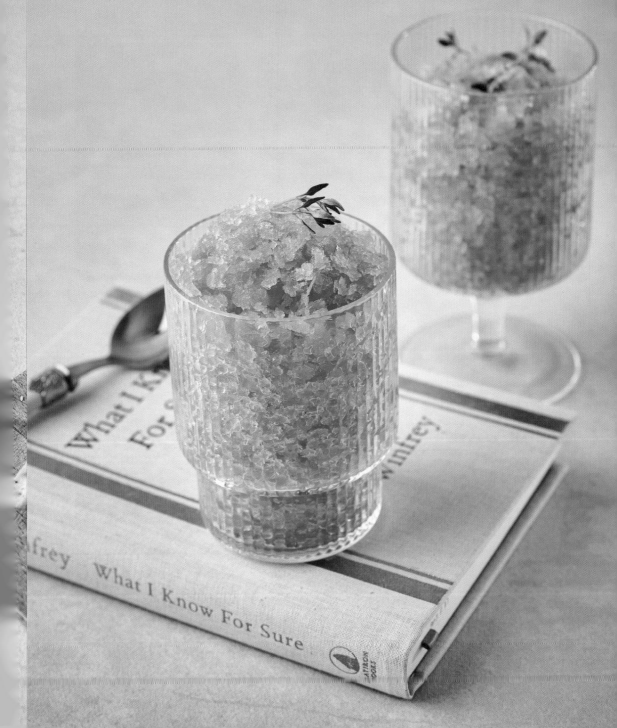

西瓜雪酪

1 人份 卡路里：76 大卡 / 蛋白質：2 公克

材料：2 人份

西瓜 500 公克
檸檬汁 10 公克（2/3 大匙）
葉糖 10 公克（2 又 1/2 小匙）

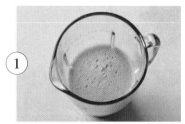

製作

1 將西瓜去籽後切成2公分厚的片狀，加入檸檬
  汁和葉糖，用果汁機攪打均勻。

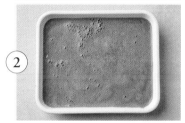

2 把打好的西瓜汁倒入四方形容器中，放進冰箱
  冷凍3小時。

3 取出結凍的西瓜汁，用叉子刮散。接著放入冷
  凍1小時，取出後再用叉子刮散，如此動作重
  覆2次。

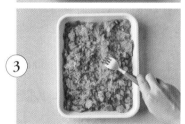

4 選擇較深的容器裝入西瓜雪酪即完成。

  tip 先將容器放入冰箱中冷卻，這樣放入冰沙後也不
  易融化，可長時間享受沙沙的口感。

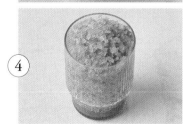

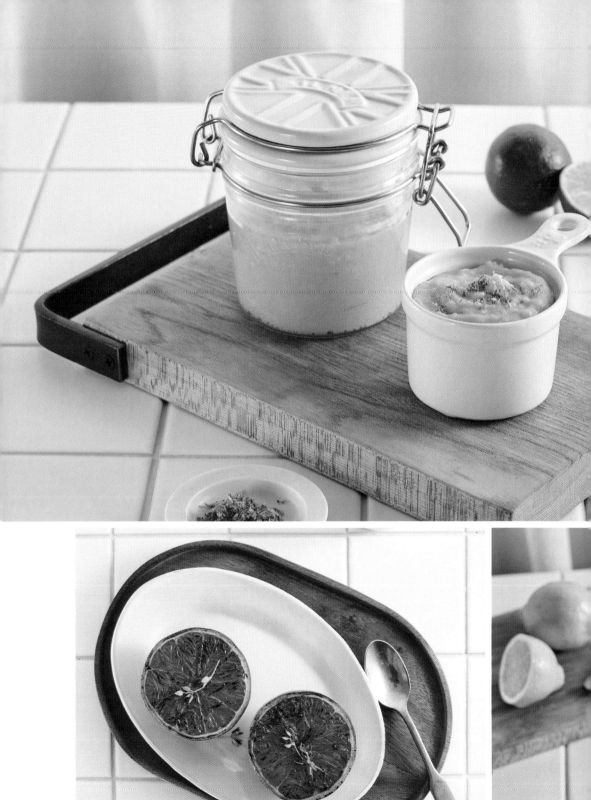

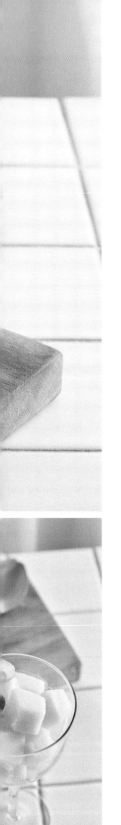

口腔乾燥症

飲食方法：飯前吃些酸甜的點心＋吃柔軟且容易吞嚥的食物
推薦食物：檸檬糖、酸甜的水果、口香糖

　　接受抗癌治療時，唾液腺可能會被多種藥物破壞，或是影響唾液成分的改變，進而引發口腔乾燥症。尤其是頭部和頸部周圍接受抗癌化學治療或放射線治療的患者，唾液分泌會明顯減少，口腔也更容易乾燥。如果口腔太乾，會讓咀嚼和吞嚥食物更困難，還會覺得食物的味道發生變化。

　　出現口腔乾燥症時，需要增加唾液的分泌，在飯前吃些酸的或甜的水果、飲料、口香糖、糖果等，可以有助於緩解症狀，還有將檸檬冰或檸檬片放入嘴裡，也是一個很好的方法。在飲食方面，盡可能選擇軟爛柔嫩、方便咀嚼的食物和湯會更適合，因為能更輕鬆地吞嚥。另外，少量且頻繁地喝水也可改善口乾的狀況。倘若醫生沒有特別限制，建議可以時常把水瓶放在身邊，每天攝取3公升左右的水分。

葡萄柚是一種清香爽口且具有獨特苦味的水果。紅寶石般的果肉，看著也會讓人垂涎欲滴。葡萄柚直接吃也很好吃，不過塗上蜂蜜或楓糖漿再烤過，那香甜的滋味也會讓不喜歡吃葡萄柚的人讚不絕口，是道獨樹一幟的料理。

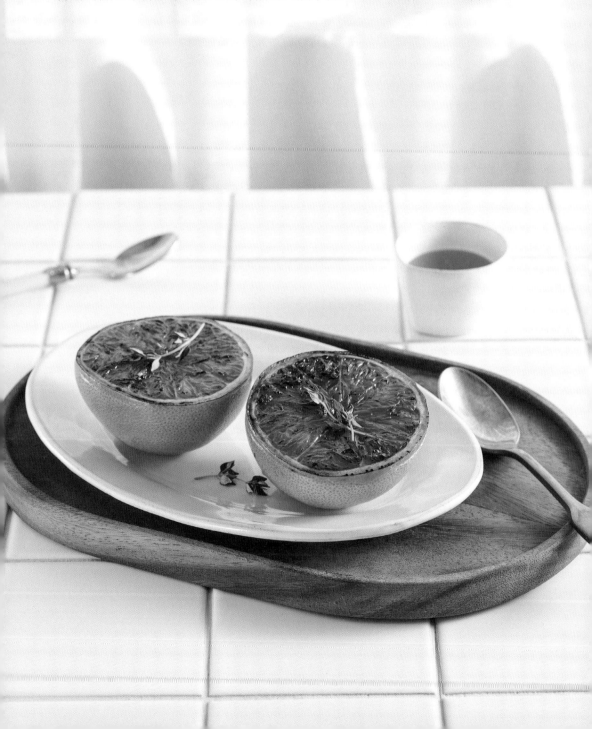

香烤葡萄柚

1 人份 卡路里：110 大卡 / 蛋白質：2 公克

材料：2 人份

葡萄柚 250 公克
蜂蜜（或楓糖漿）10 公克（1/2 大匙）

製作

1 將葡萄柚洗淨，橫向對半切開。

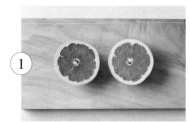

2 把中間白色的芯取出後，在裡面倒入蜂蜜或楓糖漿，並均勻地淋滿切面。

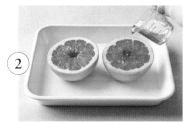

3 將烤箱溫度轉至190℃，烤12分鐘即完成。

tip 根據不同烤箱的性能或特點，烤製溫度也會有所不同。沒有烤箱時也可以用氣炸鍋代替。

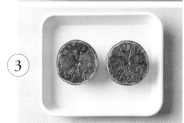

用雞蛋製作的蛋黃醬口感綿密、滑順又香甜，其中的食材有雞蛋和奶油，內含足夠的熱量。推薦這道用萊姆汁和萊姆果皮增添清爽風味的萊姆蛋黃醬。建議用透明的玻璃瓶盛裝，可以看到黃澄澄的鮮豔顏色，幫助促進食欲。完成後放入冰箱冷藏，等涼了再拿出來享受。

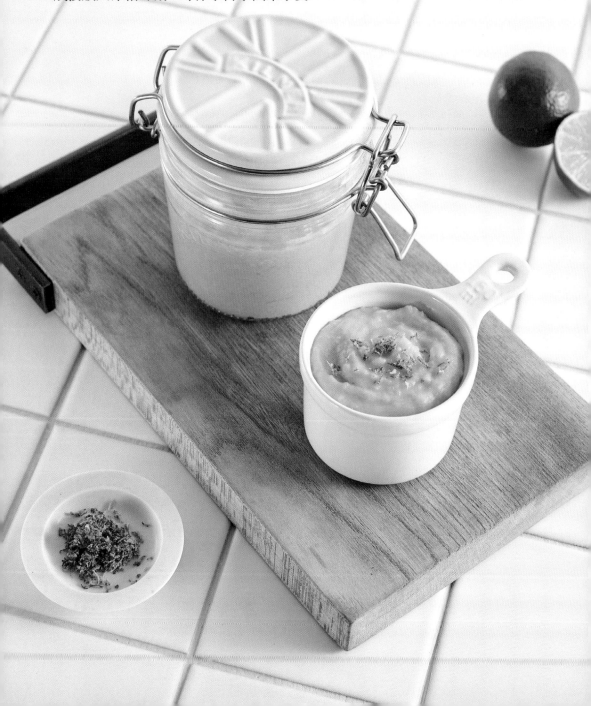

萊姆蛋黃醬

1 人份 卡路里：134 大卡 / 蛋白質：2 公克

材料：2 人份

萊姆 1 顆（萊姆汁 12 公克+萊姆果皮 4 公克）
蛋黃 24 公克（2 顆）
無鹽奶油 24 公克
葉糖 32 公克（2 又 1/2 大匙）
鹽少許

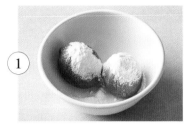

製作

1　萊姆表面沾小蘇打粉，拿刷毛柔軟的刷子輕輕
　　刷洗後，用流動的水洗淨。

　　tip 因為會連果皮一起吃，所以建議使用有機萊姆。
　　如果不是有機的，務必用小蘇打粉清洗乾淨。

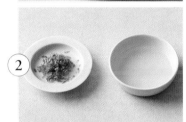

2　薄薄地削下萊姆果皮的綠色部分，像搗碎一樣
　　切得細碎；或用起司刨刀等工具輕刨萊姆表
　　面做成萊姆果皮。萊姆果肉的部分榨汁。

3　將蛋黃過篩。

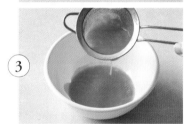

4　把萊姆汁、萊姆果皮、蛋黃、葉糖、鹽放入湯
　　鍋中，輕柔攪拌均勻至完全融合。

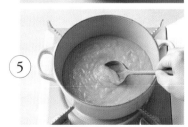

5　將湯鍋放在小火上攪拌4到5分鐘，直到變稠後
　　放入奶油。

6　待奶油融化、蛋黃醬變柔順後關火冷卻。放入
　　熱水消毒過的玻璃瓶中即完成。

檸檬富含滿滿的維生素C，光是在腦中想像也會跟著分泌唾液。正是由於這個特點，雖然很難直接吃下整顆檸檬，不過要是把整塊檸檬攪打細緻、做成冰塊的話，在口腔乾燥時非常有用。既冰涼又酸甜，是刺激唾液腺的絕佳零食。

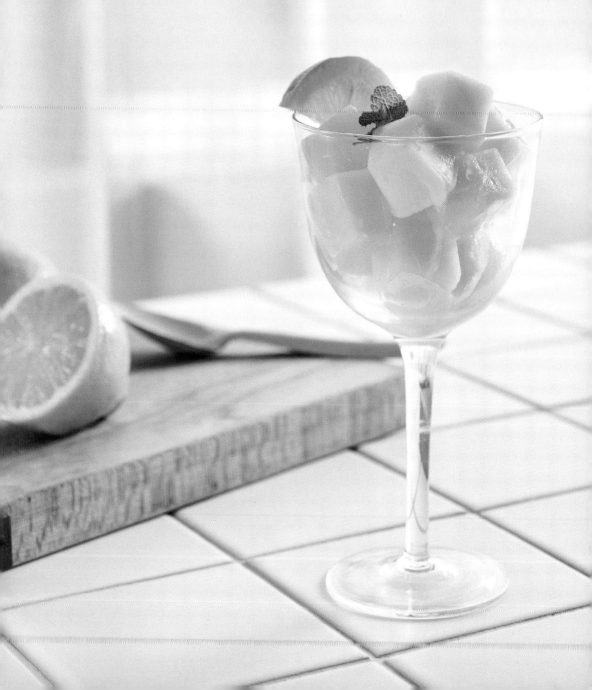

檸檬冰磚

1 人份 卡路里：25 大卡 / 蛋白質：1 公克

材料：2 人份

檸檬 160 公克
水 80 毫升

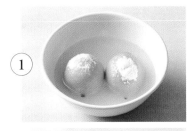

製作

1 檸檬表面沾小蘇打粉，拿刷毛柔軟的刷子輕輕
  刷洗後，用流動的水洗淨。

  tip 因為會連果皮一起吃，所以建議使用有機檸檬。
  如果不是有機的，務必用小蘇打粉清洗乾淨。

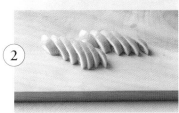

2 將檸檬連皮切成適當大小。

3 將切好的檸檬塊和水一起用果汁機攪打均勻，
  或是用榨汁機榨出果汁。

  tip 連同果皮一起打，會散發更濃郁的清爽香氣。

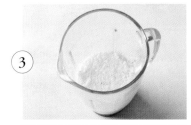

4 在製冰盒中倒入檸檬汁，製成冰磚。

  tip 檸檬用果汁機攪打時容易留下果皮，建議轉高速
  攪打。如果因為異物感而覺得難以下嚥，可以用篩
  子過濾。

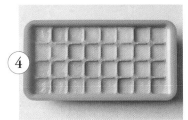

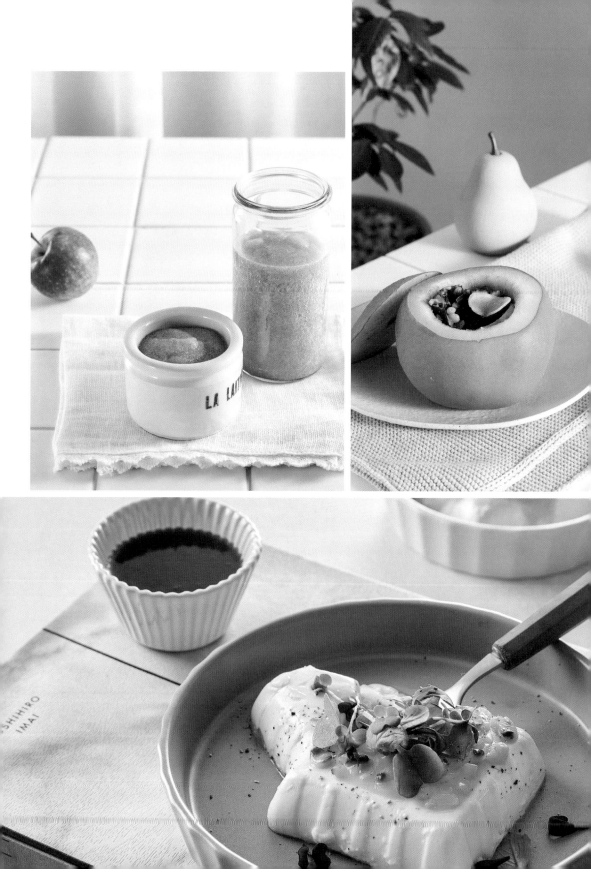

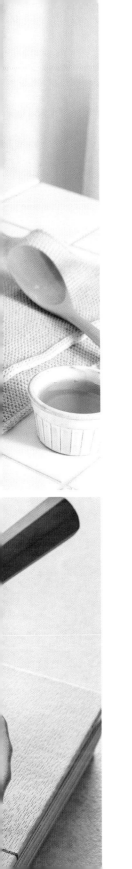

免疫力低下

飲食方法：吃完全熟透的食物+遵守衛生原則

推薦食物：罐頭水果、殺菌牛奶、殺菌果汁、炒過的韓式泡菜

　　如果進行化學治療或放射線治療後白血球的數量減少，就需要特別注意感染的問題。在飲食方面，為了預防食物中可能出現的細菌感染，重點就是要將食物充分煮熟後再吃。

　　免疫力低下時，對身體有益的好菌也可能成為體內感染的因素。例如，我們一般喝的低溫殺菌牛奶只會殺死對人體有害的微生物；不過在免疫力低下的時期，選擇飲用完全消滅所有微生物的高溫殺菌*牛奶才是明智的決定。水果或果汁建議都不要吃生的，食用加熱、殺菌去除微生物的產品更好；韓式泡菜也要選擇炒過的韓式泡菜，而不是生韓式泡菜才安全。

　　嚴格遵守生活中的衛生原則也同樣重要。烹飪前或吃飯前一定要洗手，烹飪用的工具、容器、餐具一定要消毒。最後，即使是經過充分加熱的食物，時間過得越久細菌等微生物也會持續繁殖，因此務必儘快食用完畢。

*譯註：UHT 殺菌法為市面上鮮奶最常使用的殺菌法，幾乎可殺滅 99.9% 的生菌。（https://www.cmmedia.com.tw/home/articles/16372）

蘋果擁有含量豐富的果膠和蘋果多酚等成分，有預防癌症的效果，尤其是針對大腸癌和乳癌這兩種癌症。必須限制攝取新鮮水果的話，可以試著將蘋果的果肉烹調做成酸甜可口的點心。蘋果煮熟後會變軟，可以粗略搗碎用湯匙舀著吃，也可以用果汁機打成泥來吃。另外，根據個人喜好加入蜂蜜或肉桂粉等，可以增添不同風味。

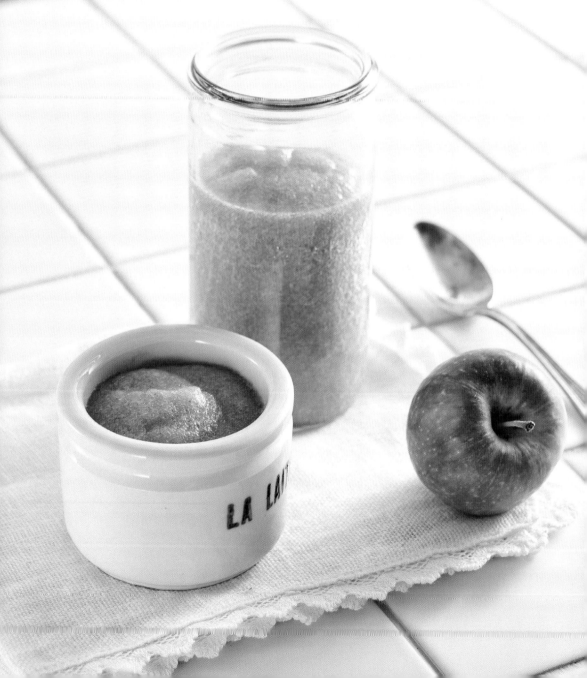

蘋果醬

1 人份 卡路里：105 大卡 / 蛋白質：1 公克

材料：2 人份

蘋果 400 克
檸檬 30 公克
有機甜菊糖 20 公克（1 又 2/3 大匙）
肉桂粉少許
鹽少許
水 40 毫升

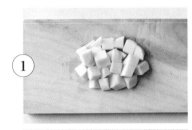

製作

1 蘋果去皮、去籽後切成2公分大小的塊狀。

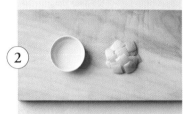

2 檸檬表面沾小蘇打粉，拿刷毛柔軟的刷子輕輕刷洗。將外皮洗淨後榨汁，其餘的外皮也切成2公分大小的塊狀。

> tip 如果榨檸檬汁太過麻煩，也可以使用市售檸檬汁。在製作蘋果醬時加入檸檬汁，不僅可以防止蘋果氧化，還可以添加清爽風味。要是沒有檸檬，或是比起酸甜口感更喜歡溫和滋味，可以選擇不加。

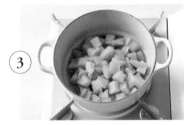

3 在湯鍋中放入切好的蘋果、檸檬皮、檸檬汁、有機甜菊糖、肉桂粉、鹽、水，用中火煮20分鐘。

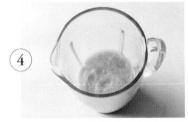

4 充分煮熟後撈出檸檬皮，接著用手持攪拌棒或果汁機將蘋果果肉和果汁攪打均勻。

5 放入用熱水消毒過的玻璃瓶中即完成。

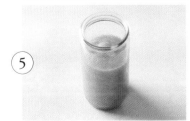

在傳統宮廷料理中，有一道稱為「梨熟*」的食物，指的是煮熟的水梨，也可以說是用水梨、胡椒原粒、生薑、蜂蜜製作的溫熱水果茶。甜蜜滋味、加上軟爛綿密的口感，即使處於抗癌治療過程、無法食用新鮮水果時，仍然可以毫無負擔地享用。最重要的是，有感冒或便祕症狀時一定要吃！

*譯註：梨熟是朝鮮傳統甜品花菜的一種，本來是宮廷料理，直至二十世紀中期才流傳到民間。（資料來源：維基百科）

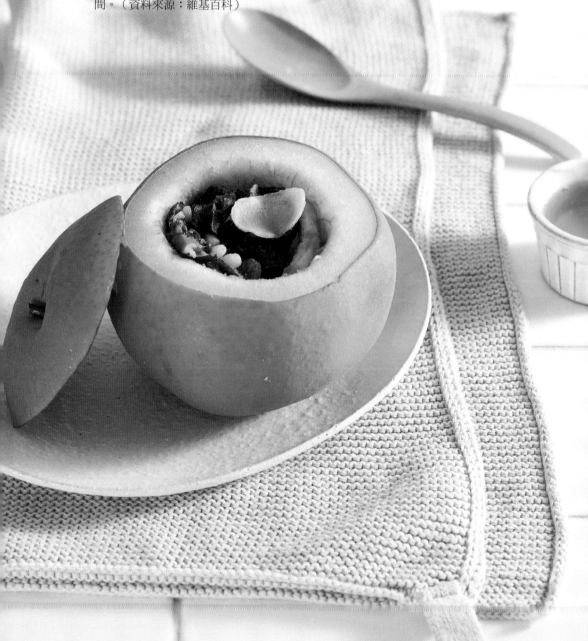

蜂蜜燉梨

1 人份 卡路里：178 大卡 / 蛋白質：2 公克

材料：2 人份

水梨 500 公克（1 顆）
桔梗根 10 公克
紅棗 3 顆
生薑 2 公克
松子 4 粒
胡椒原粒 3 粒
蜂蜜 20 公克（1 大匙）

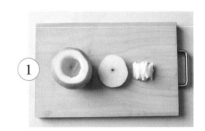

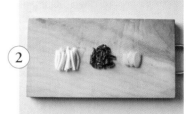

製作

1　水梨的上端切開約2公分左右，用湯匙挖空內部。將切下來的上端當作蓋子備用，挖出的果肉切成條狀。

2　桔梗根去皮後切絲，紅棗去核後切絲，生薑切成薄片。

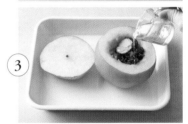

3　將桔梗根絲、紅棗絲、生薑片、松子、胡椒原粒、水梨條放入挖空的水梨中，接著淋上蜂蜜備用。

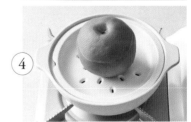

4　蓋上備用的水梨上端，放入已經冒出蒸氣的蒸鍋裡蒸1小時。

　　tip 蒸煮時，水梨汁可能會滲漏。選擇較深的耐熱陶瓷蒸鍋，儘可能保留所有精華，一滴都不浪費。

在抗癌治療的過程，若免疫功能衰退，起司也需要煮熟後再吃。放入烤箱烘烤到色澤金黃的起司料理是風味絕佳的餐點，同時也可以幫虛弱身體補充蛋白質和能量。嫩豆腐滑順柔軟，讓患者能方便入口，是癌症治療時期優良的鈣質來源，非常適合端上餐桌。

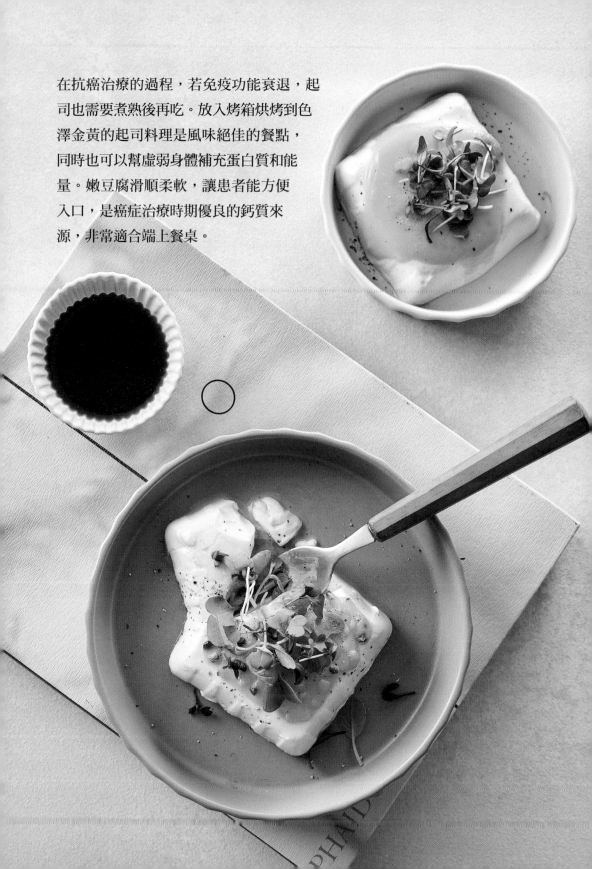

嫩豆腐烤起司

1 人份　卡路里：123 大卡 / 蛋白質：10 公克

材料：2 人份

嫩豆腐 300 公克
切達起司 40 公克（2 片）
嫩芽蔬菜 | 裝飾用（可省略）10 公克
鹽少許
胡椒粉少許

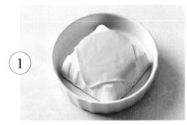

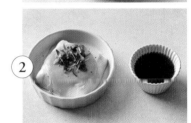

製作

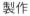 將嫩豆腐盛裝到耐熱容器中，鋪上切達起司片，放入190℃的烤箱中烘烤5分鐘。

2 在烤好的嫩豆腐上放一點嫩芽蔬菜（可省略），撒上鹽和胡椒粉即完成。

tip 加入醬燒醬料或自己喜歡的淋醬會更好吃。

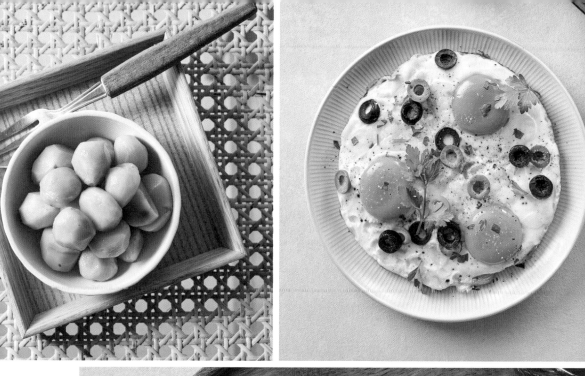
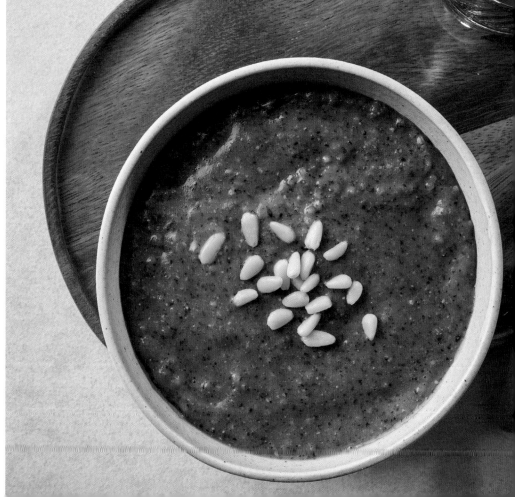

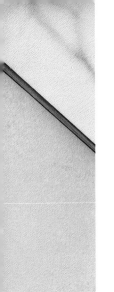

症狀9

營養不良

飲食方法：藉由點心補充營養+吃所有可以開心享用的食物
推薦食物：補充富含蛋白質、膳食纖維的食物、平常喜歡吃的食物、營養密度高的點心

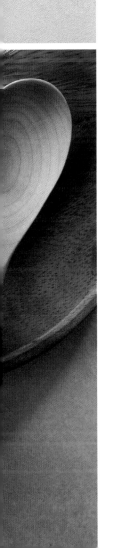

在抗癌治療過程中，適當且充足的營養補給至關重要。排除三餐難以正常進食的情況，即使可以正常進食，也都需要在一般的正餐之外攝取點心。因為病患可能由於各種副作用，很難做到每頓飯都均衡攝取充足的營養。

這種時候，只要是患者可以開心享用的食物，任何種類都無妨。重點是要準備病患平常喜歡吃的食物、想吃的食物，藉此提振病患的精神和心情。等患者的身體狀態好轉後，再一邊注意補充缺乏的營養素並做選擇即可。

進行癌症治療的當下，容易缺乏的主要營養素就是蛋白質和膳食纖維。考慮到患者只吃得下一點點的情況，準備營養密度高的食物、均勻含有多種營養素的食物，補充起來會更有效果。為了避免營養不足的問題，除了這個章節介紹的食譜外，也建議多加運用第三章的點心食譜。

每100克黑豆的蛋白質含量是35克，比牛肉還來得多，同時也是富含維生素B₁、維生素B₂、維生素E的抗癌食材。在抗癌治療時期，味道清香、爽口、香氣四溢的料理等都相當適合食用。一般來說，粥品都會熱熱地喝，不過要是沒胃口的話，也可以煮稀一點，放涼後像飲料一樣飲用也是很好的方法。

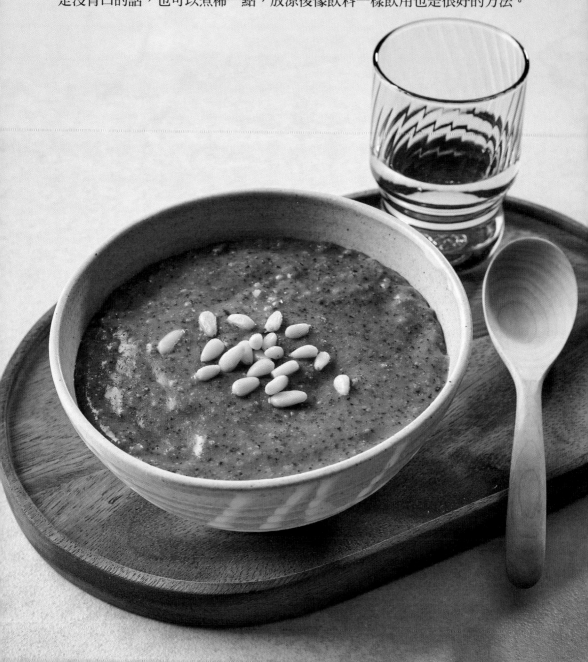

黑豆粥

1 人份 卡路里：225 大卡 / 蛋白質：11 公克

材料：2 人份

浸泡過的米 100 克
浸泡過的黑豆 100 克
黑芝麻粉 15 公克（2 大匙）
松子少許
麻油 5 公克（1 又 1/4 小匙）
鹽少許
水 800 毫升

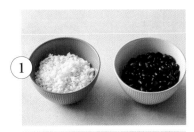

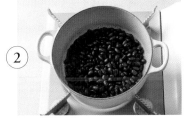

製作

1 米和黑豆各別盛裝，加滿水浸泡放置。

2 將浸泡好的黑豆放入湯鍋中，倒入少量的水煮滾備用。

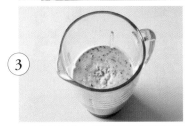

3 將浸泡好的米和煮熟的黑豆分別倒入200毫升的水，用果汁機攪打均勻。

4 在湯鍋中倒入米漿、黑豆漿和其餘400毫升的水，轉小火煮10幾分鐘，一邊加熱一邊攪拌，最後放入黑芝麻粉。

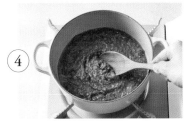

tip 請根據患者的身體狀態加減水量，藉此調整濃稠度。

5 當粥熬得差不多時，加入鹽調味、淋上麻油、放上松子即完成。

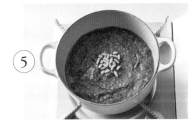

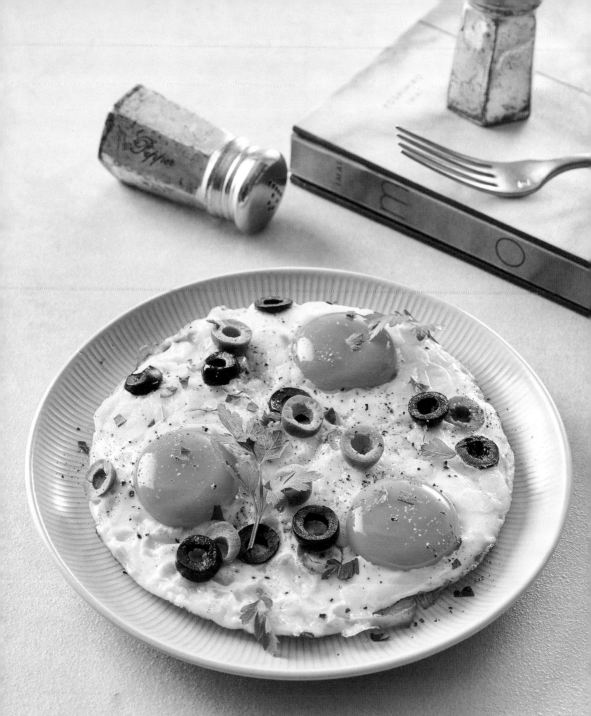

每天固定吃一顆蘋果和一顆雞蛋，是非常良好的健康飲食習慣。這兩種食材
的味道很搭，放在一起烤的話就可以做出美味滿分的點心。像披薩一樣放上
起司和橄欖等配料，可以讓味道的層次更加豐富！同時還能補充滿滿的熱量
和蛋白質，請務必嘗試看看。

雞蛋烤蘋果

1 人份 卡路里：215 大卡 / 蛋白質：13 公克

材料：2 人份

雞蛋 150 公克（3 顆）
蘋果 80 公克
莫札瑞拉起司 30 公克
綠橄欖、黑橄欖各 20 公克
巴西里粉少許
鹽少許
胡椒粉少許
橄欖油 5 公克（1 又 1/4 小匙）

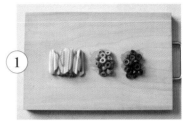

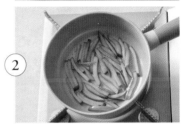

製作

1 蘋果洗淨後切成條狀，橄欖切成圓片。

2 在預熱好的平底鍋裡倒入橄欖油，翻炒蘋果，
並均勻平鋪開來。

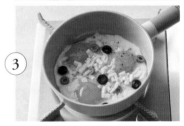

3 待蘋果熟了後，將雞蛋打在蘋果上並鋪上起
司，再均勻地放入橄欖片，撒上鹽和胡椒粉
調味。

   tip 雞蛋可以保留蛋白、蛋黃分明的樣子，也可以打
   散後倒入，煎得像鬆餅一樣。

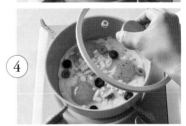

4 蓋上鍋蓋，轉小火繼續加熱。

5 等雞蛋熟透後盛裝到盤子裡，撒上巴西里粉即
完成。

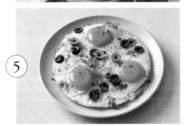

栗子不僅含有碳水化合物、脂肪、蛋白質，還有膳食纖維、各種礦物質和維生素等，是一項相當營養的食物。煮熟後當作點心食用，不僅能提振患者的胃口，而且少量補充也能提供足夠的卡路里。假如栗子乾乾的口感吃起來會覺得有負擔，可以熬成粥或煮得甜一點，會更容易下嚥。

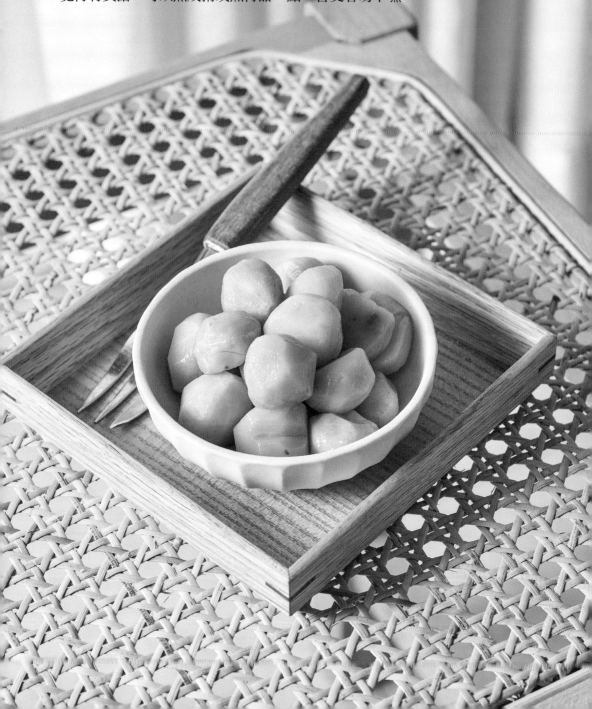

自製香栗

1 人份 卡路里：162 大卡 / 蛋白質：3 公克

材料：2 人份

去殼栗子 200 公克
葉糖 60 公克（5 大匙）
鹽少許
水 60 毫升

製作

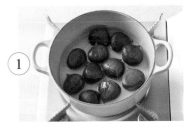

1 將栗子放入滾水中煮15分鐘，撈出剝殼後切成方便食用的大小。

   tip 如果覺得剝栗子殼很麻煩，可以購買「去殼栗子仁」的市售產品回來使用。

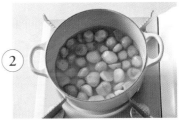

2 將剝好殼的栗子放入湯鍋中，加入葉糖、鹽和水，熬煮到葉糖融化後，再用小火煮10分鐘。

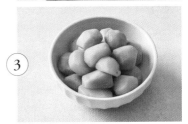

3 待栗子熟透、變軟後平攤開來靜置，充分放涼後再盛裝到盤子裡即完成。

第三章

日常的
管理餐

　　不只有在接受抗癌治療的期間，在治療結束後也需要持續進行飲食管理，這點非常重要。如果想要防止癌症復發、快速恢復健康的日常生活，就必須徹底實踐健康管理餐。提到管理餐可能會讓人覺得很難做到，不過每一餐只要有一種蛋白質，再加上兩種蔬菜就是最好的管理餐，非常簡單。以這個一餐三菜的組合作為基礎架構，再根據各人需求適時靈活搭配點心、飲料、一碗料理等，效果會更顯著。或許聽到別人說吃素對身體好時，病患也會想讓餐桌上都只有蔬菜做成的料理，但請務必記得：在和癌症搏鬥的戰場上，優質蛋白質絕對是我們最堅強、穩固的後盾。

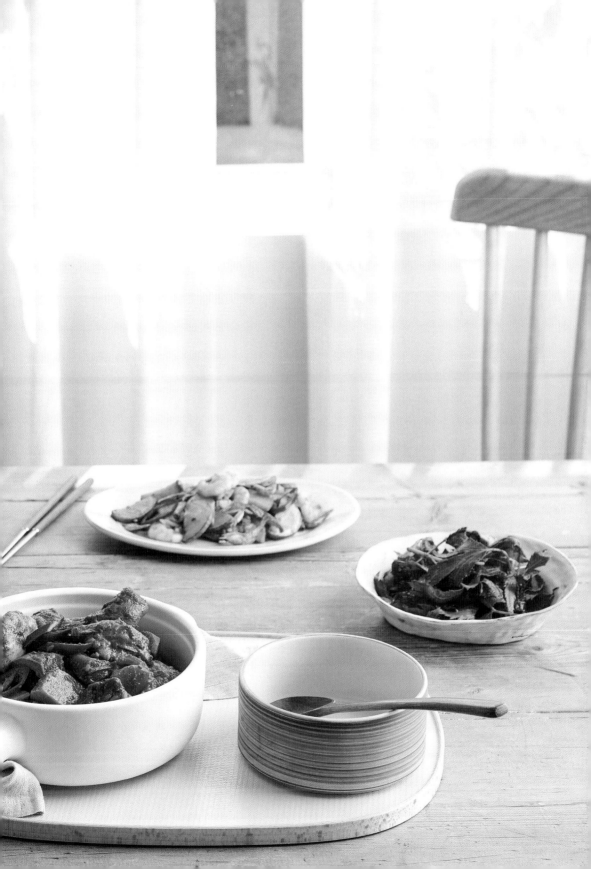

一餐吃一種！
肉類和海鮮料理

　　攝取適量的蛋白質可以防止正常細胞受傷，幫助身體對抗癌治療的承受力。肉類、魚類、豆腐、雞蛋、黃豆等食材中含有的蛋白質不僅是肌肉組成必需的營養素，也能幫助患病部位恢復並提升免疫力。每餐的菜單裡必須準備一到兩樣的蛋白質食物，與此同時最好避開飽和脂肪較多的五花肉或排骨肉一類，建議選擇雞胸肉、白肉魚、牛里肌或牛腱肉、黃豆等優質蛋白質含量豐富的食物。

　　但是即使是再好的蛋白質來源，攝取量還是要限制在標準內，大約是成人一個拳頭左右的大小。因為如果吃下過多的蛋白質食物，體內代謝後剩下的部分都會堆積儲存為脂肪，可能導致體重增加並引發心血管疾病。

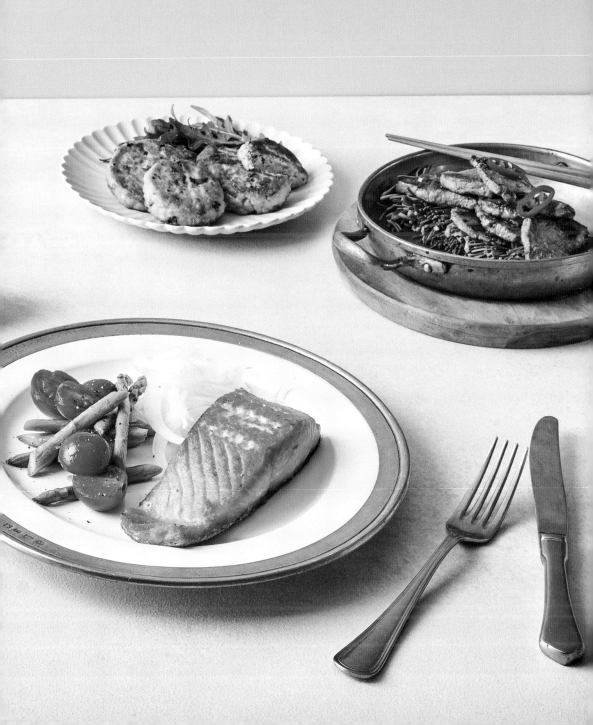

這道料理用了富含蛋白質的牛肉，再加上富含牛磺酸（Taurine）的章魚，有助於預防患者貧血並恢復元氣。如果遇到患者口腔裡有傷口或潰瘍時，可以拿掉紅辣椒，這樣就完全不會辣，方便患者下嚥。

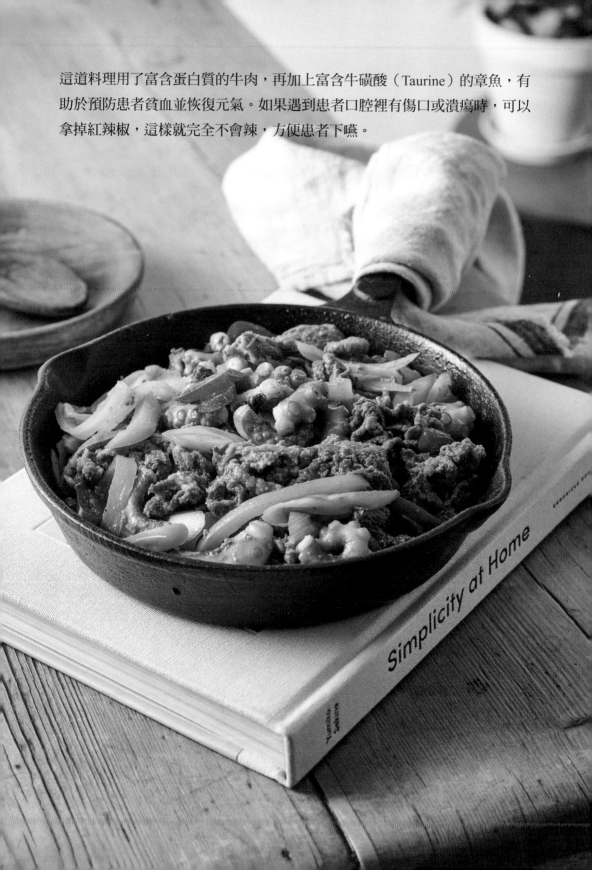

韓式燒肉炒章魚

1 人份 卡路里：256 大卡 / 蛋白質：35 公克

材料：2 人份

牛肉（烤肉片）80 公克	*醬炒醬料（參照 p.38）
章魚 150 公克	醬油、果寡糖糖漿各 200 公克
洋蔥 50 公克	米酒 90 公克
黃椒 30 公克	水梨、洋蔥各 200 公克
蔥少許	蒜末 30 公克
紅辣椒少許（可省略）	胡椒粉少許
醬炒醬料* 90 公克	鰻魚粉 乾蝦粉 蛤蜊粉 香菇粉
（4 又 1/2 大匙）	（自由添加）各 0.2 公克
橄欖油少許	

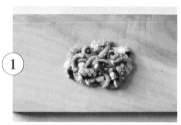

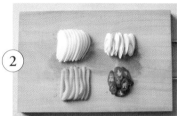

製作

1 章魚去掉內臟並用流動的水洗淨，放入滾水中稍微汆燙後切成一口大小。

2 將洋蔥和黃椒洗淨切絲，蔥和紅辣椒洗淨後斜切成小段。

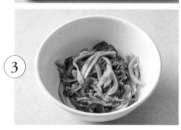

3 牛肉和洋蔥放入大碗裡，加入醬炒醬料醃製。

4 在平底鍋裡倒入橄欖油，先翻炒醃製好的牛肉，待牛肉半熟後放入章魚、黃椒、蔥花、紅辣椒段等，稍微翻炒一下即完成。

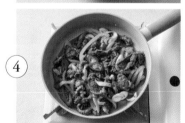

tip 在春季也可以用小章魚代替章魚。章魚和小章魚煮久會變得太硬，所以只要稍微煮一下即可。

鮭魚擁有充足的蛋白質和不飽和脂肪酸。把煎得外酥內嫩的鮭魚、淋上鹹鹹甜甜的照燒醬汁，就是一道好看又好吃的料理。如果接受抗癌治療後對食物味道的感受改變，建議活用照燒醬、柚子醋、塔塔醬等或甜或酸的醬汁來搭配，壓過可能造成不適的食材味道，幫助恢復胃口。

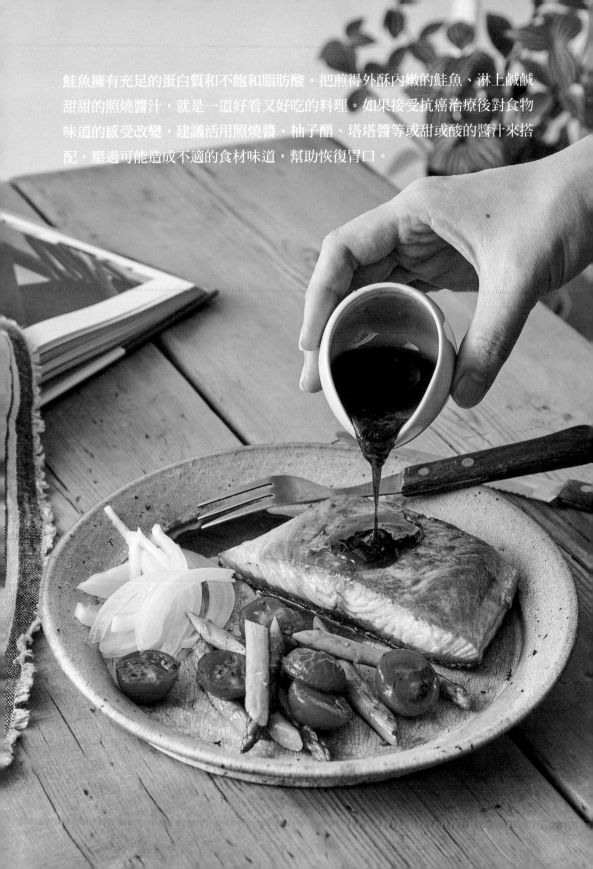

照燒鮭魚

1 人份 卡路里：210 大卡 / 蛋白質：33 公克

材料：2 人份

鮭魚片 150 公克
蘆筍 1 根
小番茄 30 公克
洋蔥 50 公克
橄欖油少許

*醬燒醬料（參照 p.39）
醬油 200 公克
果寡糖糖漿 150 公克
蒜末 20 公克
胡椒粉少許
香菇粉 胡蘿蔔粉（自由添加）
各 0.1 公克

照燒醬汁

醬燒醬料* 30 公克（1 又
1/2 大匙）
檸檬片 15 公克（1 片）
生薑 2 公克（1 片）

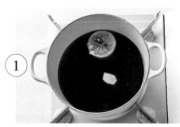

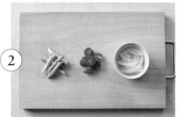

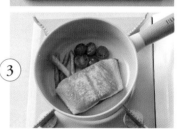

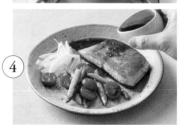

製作

1 在醬燒醬料裡加入檸檬片和生薑片一起煮，煮
   滾後關火。

   tip 照燒醬料與其少量製作，建議可以多做起來備用
   （大約食譜的10倍左右），處理上更方便。

2 蘆筍洗淨斜切成3等分，小番茄對半切開。洋
   蔥切成細絲後泡入冷水中，消除嗆辣味。

3 在預熱好的平底鍋裡倒入橄欖油，放入鮭魚
   片、蘆筍段、小番茄一起煎。

   tip 也可以用鱈魚、銀鱈魚等肉質清甜的魚肉代替鮭
   魚，味道很適合。

4 將煎好的鮭魚片和蔬菜盛裝到盤子裡，淋上步
   驟①的照燒醬汁即完成。

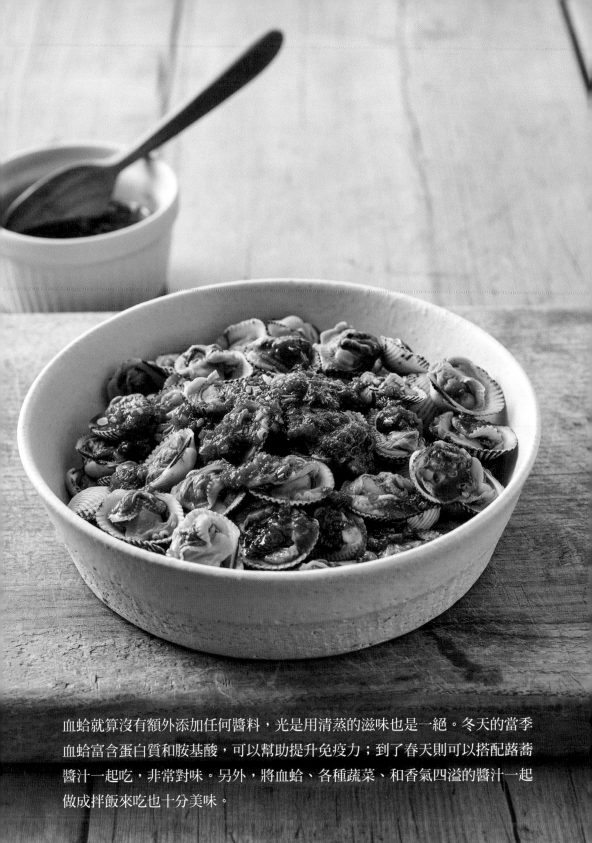

血蛤就算沒有額外添加任何醬料，光是用清蒸的滋味也是一絕。冬天的當季
血蛤富含蛋白質和胺基酸，可以幫助提升免疫力；到了春天則可以搭配蘸蕎
醬汁一起吃，非常對味。另外，將血蛤、各種蔬菜、和香氣四溢的醬汁一起
做成拌飯來吃也十分美味。

清蒸血蛤

1 人份 卡路里：142 大卡 / 蛋白質：16 公克

材料：2 人份

血蛤 300 公克

醬汁

醬油 30 公克（1 又 2/3 大匙）
辣椒粉 5 公克（2/3 大匙）
蔥花 5 公克（1 小匙）
蒜末 5 公克（1 小匙）
梅子醬 5 公克（1 小匙）
麻油 5 公克（1 又 1/4 小匙）
白芝麻少許

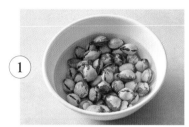

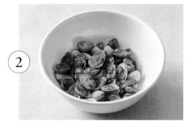

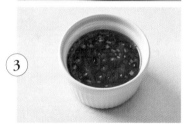

製作

1　拿血蛤的外殼彼此互搓、仔細地搓洗乾淨。再
　　放入淡鹽水浸泡，在陰暗處靜置3小時，讓血
　　蛤把沙吐乾淨。

2　血蛤放入滾水中燙熟後，剝掉其中一邊的外殼
　　備用。

3　將調製醬汁的所有材料攪拌均勻。

4　在血蛤上一點一點淋上醬汁即完成。

　　tip 這個醬汁也適合用來搭配其他貝類或當季海鮮。

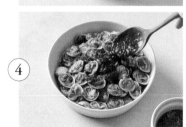

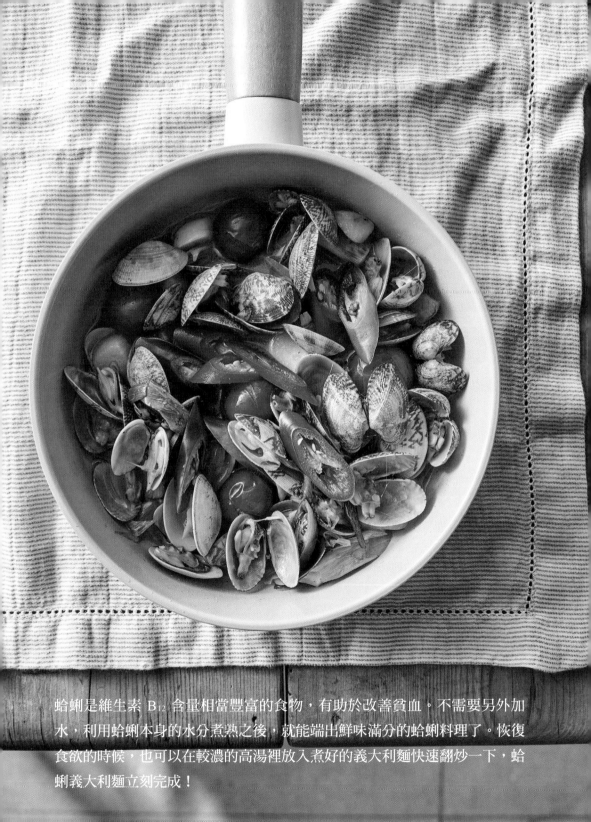

蛤蜊是維生素 B_{12} 含量相當豐富的食物，有助於改善貧血。不需要另外加水，利用蛤蜊本身的水分煮熟之後，就能端出鮮味滿分的蛤蜊料理了。恢復食欲的時候，也可以在較濃的高湯裡放入煮好的義大利麵快速翻炒一下，蛤蜊義大利麵立刻完成！

酒燉蛤蜊

1 人份 卡路里：273 大卡 / 蛋白質：17 公克

材料：2 人份

蛤蜊 300 克
小番茄 50 公克
蔥、大蒜各 20 公克
青辣椒、紅辣椒各少許（可省略）
清酒（或白葡萄酒）200 公克
胡椒粉少許
橄欖油 30 公克（2 又 1/2 大匙）

製作

1 將蛤蜊放入淡鹽水浸泡，在陰暗處靜置 3 小時，讓蛤蜊把沙吐乾淨。

2 將大蒜切成末，蔥、青辣椒和紅辣椒洗淨斜切成小段備用。

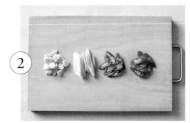

3 在預熱好的湯鍋裡倒入橄欖油，用小火翻炒大蒜和蔥，再放入蛤蜊，轉大火再多翻炒一下。

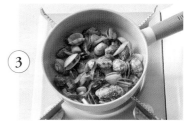

tip 用淡菜、白蛤、扇貝等代替蛤蜊也很好吃。

4 蛤蜊稍微開口後，再放入小番茄、清酒和胡椒粉，放上蓋子燜熟。

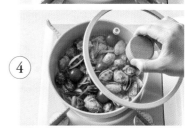

5 待蛤蜊熟了，最後放入青辣椒、紅辣椒末稍微拌炒即完成。

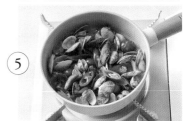

在經典的韓式辣燉雞裡，加入富含抗氧化營養素——茄紅素的番茄，就成健康的料理。番茄裡有含量充足的鉀離子，有助於人體排出體內的鈉離子。

香辣茄汁燉雞

1 人份 卡路里：860 大卡 / 蛋白質：72 公克

材料：2 人份

帶骨雞腿肉（切塊）660 公克
熟透的新鮮番茄 100 公克
胡蘿蔔 30 公克
馬鈴薯、洋蔥各 60 公克
蔥 15 公克
紅辣椒少許

氽燙雞肉的水

蔥、蒜末各 50 公克
生薑 2 公克
清酒 60 公克（4 大匙）
水 1 公升

香辣茄汁

辣炒醬料* 280 公克
番茄醬 25 公克
（1 又 1/3 大匙）
蔬菜高湯* 130 公克
月桂葉 1 片

*辣炒醬料（參照 p.39）
辣椒醬、醬油各 100 公克
果寡糖糖漿 50 公克
葉糖 20 克
辣椒粉 40 公克
蘋果、洋蔥各 50 公克
生薑、米酒各 20 公克
麻油 5 公克
白芝麻 2 公克
鰻魚粉 乾蝦粉 香菇粉
（自由添加）各 0.2 公克

*蔬菜高湯（參照 p.41）
白蘿蔔 500 公克
洋蔥 100 公克
蔥 50 克
昆布 35 公克
乾香菇 5 公克
水 2 公升

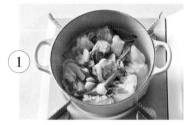

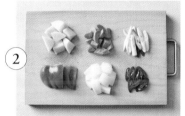

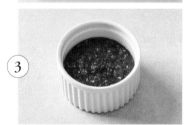

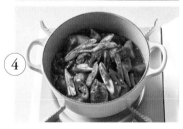

製作

1 雞肉去皮後，切掉油脂的部分。湯鍋內加水，放入蔥、大蒜、清酒、生薑煮滾，接著再放入雞肉氽燙1分鐘。

2 將新鮮番茄、胡蘿蔔、馬鈴薯、洋蔥切成一口大小，蔥和紅辣椒斜切成小段。

3 在辣炒醬料中加入番茄醬、蔬菜高湯和月桂葉一起滾煮，就完成了香辣茄汁。

4 在湯鍋中放入氽燙好的雞肉、蔬菜高湯和香辣茄汁，煮約20分鐘即完成。

豬肉中豐富的維生素B群可以輔助能量的代謝，是一種有助於消除疲勞的營養素。如果已經吃膩了辣醬，可以試著用韓式味噌調味來製作一道烤豬肉料理。這道菜不辣、吃起來口感柔嫩，非常適合口腔裡有潰瘍，或是對辛辣食物有負擔的人。

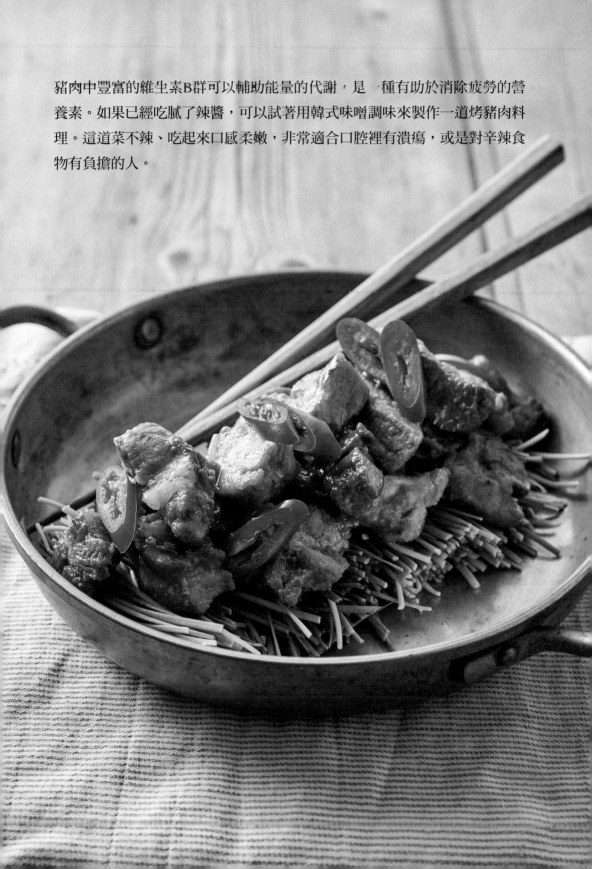

韓式味噌烤豬

1 人份 卡路里：315 大卡 / 蛋白質：33 公克

材料：2 人份

豬肉（燒烤用）300 公克
細韭菜 40 公克
紅辣椒 10 公克（可省略）
橄欖油 10 公克
（2 又 1/2 小匙）

薑末少許
胡椒粉少許
麻油少許

*醬燒醬料（參照 p.39）
醬油 200 公克
果寡糖糖漿 150 公克
蒜末 20 公克
胡椒粉少許
香菇粉、胡蘿蔔粉
（自由添加）各 0.1 公克

燒烤醬

醬燒醬料* 30 公克
（1 又 1/2 大匙）
韓式味噌 30 公克
（1 又 1/2 大匙）
米酒 30 公克（2 大匙）

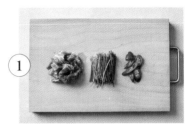

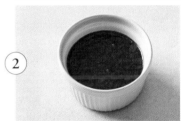

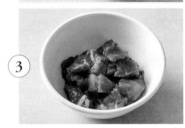

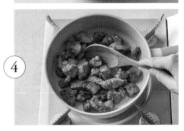

製作

1 將豬肉切成一口大小，將韭菜切成3到4等分。
  紅辣椒斜切成小段。

  tip 豬肉可以選擇油脂少的里肌肉比較適合。

2 將燒烤醬料的所有材料攪拌均勻。

3 在豬肉上均勻塗抹燒烤醬料，醃製30分鐘。

4 在預熱好的平底鍋裡倒入橄欖油，煎烤醃製好
  的豬肉。

5 在盤子裡鋪好韭菜，放上烤好的豬肉，再用紅
  辣椒段點綴即完成。

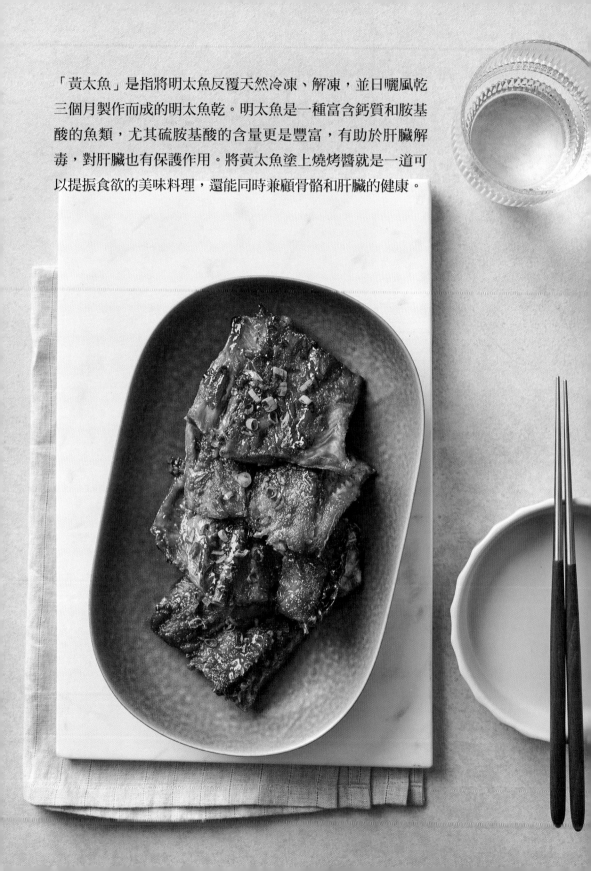

「黃太魚」是指將明太魚反覆天然冷凍、解凍,並日曬風乾三個月製作而成的明太魚乾。明太魚是一種富含鈣質和胺基酸的魚類,尤其硫胺基酸的含量更是豐富,有助於肝臟解毒,對肝臟也有保護作用。將黃太魚塗上燒烤醬就是一道可以提振食欲的美味料理,還能同時兼顧骨骼和肝臟的健康。

烤黃太魚

1 人份 卡路里：155 大卡 / 蛋白質：23 公克

材料：2 人份

黃太魚 60 公克
珠蔥末 10 公克（1/2 大匙）
橄欖油少許

麻油醬
麻油 16 公克（1 又 1/3 大匙）
醬油 10 公克（1 又 2/3 小匙）

燒烤醬
醬燒醬料* 20 公克（1 大匙）
辣椒醬 30 公克（1 又 1/2 大匙）

麻油 10 公克
（2 又 1/2 小匙）

*醬燒醬料（參照 p.39）
醬油 200 公克
果寡糖糖漿 150 公克
蒜末 20 公克
胡椒粉少許
香菇粉、胡蘿蔔粉
（自由添加）各 0.1 公克

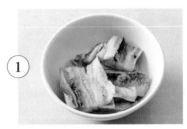
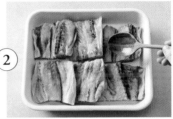
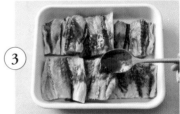
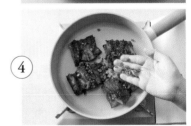

製作

1　將黃太魚充分浸泡20分鐘。待變軟後擠乾水分，切成適合食用的長段。

2　把麻油醬的材料混合均勻，均勻地塗抹在黃太魚的內側。

3　將燒烤醬的材料混合均勻，塗抹在已經塗有麻油醬的黃太魚內側。

4　在預熱好的平底鍋裡倒入橄欖油，先從帶皮的那一面開始煎黃太魚。最後撒上切好的珠蔥末即完成。

鴨肉富含不飽和脂肪酸，是深受人們喜愛的食材，但市售的燻鴨大多含有添加劑，以健康的角度來看不太適合。這裡推薦一道用新鮮鴨肉製作的料理，不僅使用能促進血管健康的鴨肉，還加入了南瓜、大蒜、洋蔥等抗癌蔬菜，為健康加分。

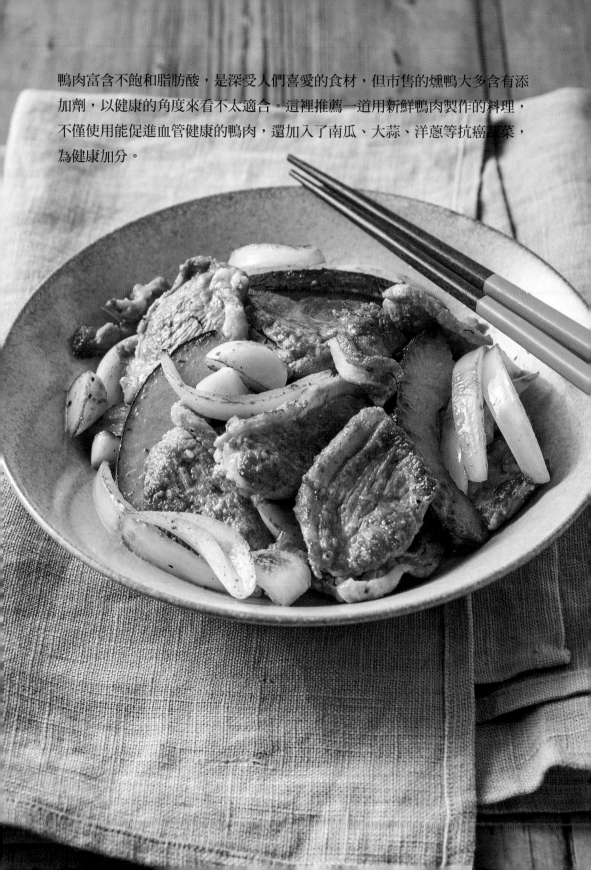

醬燒鴨肉

1 人份 卡路里：267 大卡 / 蛋白質：23 公克

材料：2 人份

新鮮鴨肉 100 公克　　**燒烤醬**
南瓜 30 公克　　　　　薑汁少許
洋蔥 60 公克　　　　　鹽、胡椒粉各少許
大蒜 30 公克　　　　　麻油、芝麻鹽各少許
橄欖油少許

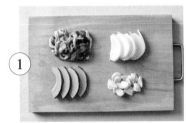

製作

1　將鴨肉切成薄片，南瓜和洋蔥切成和鴨肉差不
　　多的大小，大蒜切成片狀。

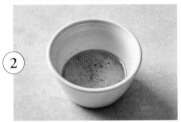

2　把燒烤醬的所有材料放在一起，均勻攪拌至鹽
　　融化。

3　取一只大碗，依序放入鴨肉、南瓜、洋蔥、蒜
　　片，加入燒烤醬拌勻。

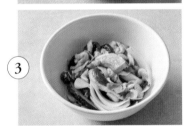

4　在預熱好的平底鍋裡倒入橄欖油，放入調味過
　　的鴨肉和蔬菜一起翻炒，待熟透即完成。

　　tip 配上酸甜開胃的生拌辣當歸葉（參照 p.182）一
　　起吃，味道搭配起來非常契合。

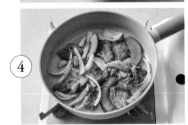

鯖魚是代表性的青背魚，富含DHA和EPA，有益於減少血脂、血栓，通暢血管並幫助血管健康。而馬鈴薯中豐富的鉀離子有助於身體排出鈉離子，減輕血管壁的壓力。到了秋季，鯖魚肥美、滋味鮮甜，非常推薦這道將富含不飽和脂肪酸的鯖魚和富含鉀離子的馬鈴薯一起燉煮的料理。

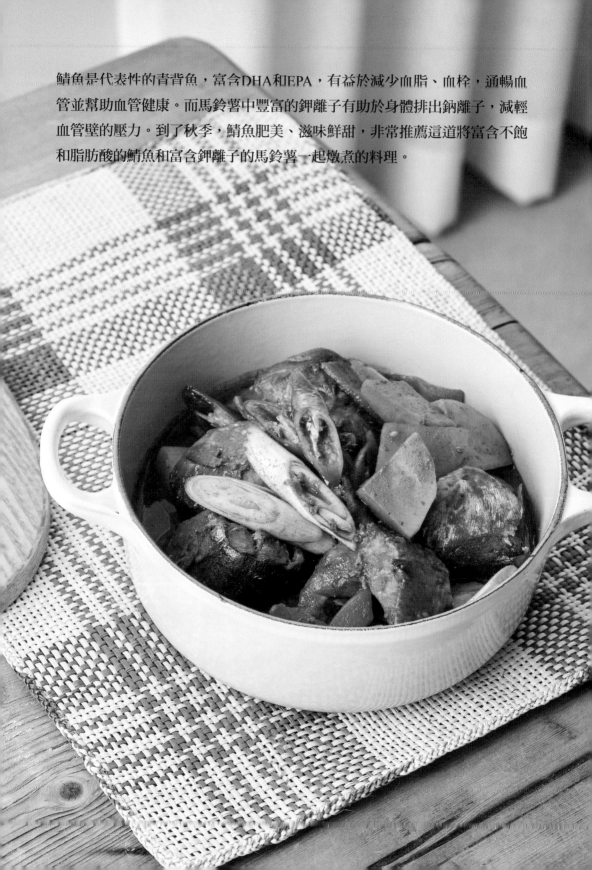

馬鈴薯燉鯖魚

1 人份 卡路里：385 大卡 / 蛋白質：27 公克

材料：2 人份

鯖魚 200 公克　　　　　辣椒粉 40 公克
馬鈴薯 200 公克　　　　蘋果、洋蔥各 50 公克
洋蔥 60 公克　　　　　　生薑、米酒各 20 公克
蔥 40 克　　　　　　　　麻油 5 公克
辣椒少許　　　　　　　　白芝麻 2 公克
　　　　　　　　　　　　鯷魚粉 乾蝦粉 香菇粉
燉煮湯底　　　　　　　（自由添加）各 0.2 公克
辣炒醬料* 120 公克
鯷魚高湯* 200 公克　　　*鯷魚高湯（參照 p.41）
紫蘇油少許　　　　　　　大鯷魚乾 20 公克（10 條）
　　　　　　　　　　　　乾蝦 10 公克
*辣炒醬料（參照 p.39）　昆布 35 公克
辣椒醬、醬油各 100 公克　水 2 公升
果寡糖 50 公克
有機甜菊糖 20 克

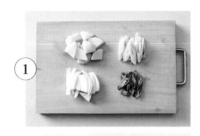

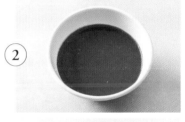

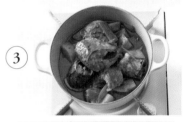

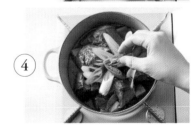

製作

1　將鯖魚切成便於食用的長段，馬鈴薯切成1.5
　公分厚的塊狀，洋蔥切絲，蔥和辣椒斜切成
　小段。

2　將燉煮湯底的所有材料攪拌均勻。

3　在湯鍋中一層層放入馬鈴薯、洋蔥和鯖魚，倒
　入燉煮湯底煮10分鐘。

　tip 用鰆魚（煙仔虎、土魠）代替鯖魚也很好吃。

4　待湯汁減少1/3後，放入蔥花和辣椒，再多滾
　一下即完成。

這道料理含有年糕，可做為身體的主要能量碳水化合物的來源，而肉類的蛋白質則有助於維持肌肉健康，整道菜吃起來很有嚼勁，會讓人一吃就愛上。

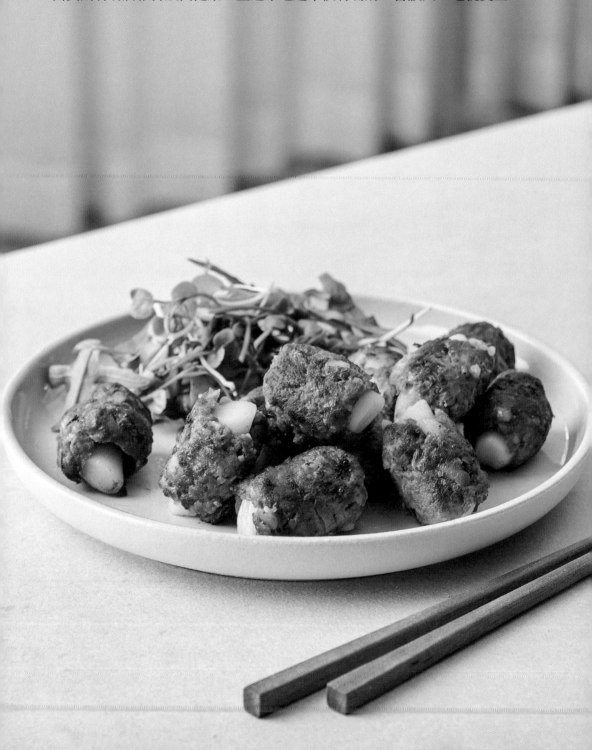

年糕排骨

1 人份 卡路里：362 大卡 / 蛋白質：36 公克

材料：2 人份

牛絞肉 150 公克
年糕條 50 公克
嫩葉蔬菜 5 公克（可省略）
橄欖油少許

麻油、白芝麻各少許
胡椒粉少許

醃排骨醬
醬燒醬料* 30 公克
（1 又 1/2 大匙）
蔥花 5 公克（1 小匙）
米酒 5 公克（1 小匙）

*醬燒醬料（參照 p.39）
醬油 200 公克
果寡糖糖漿 150 公克
蒜末 20 公克
胡椒粉少許
香菇粉、胡蘿蔔粉
（自由添加）各 0.1 公克

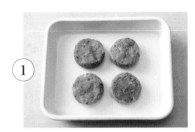

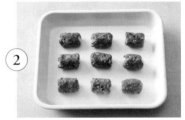

製作

1　在牛絞肉裡倒入醃排骨醬，揉捏到絞肉出筋
　　後，再揉成厚厚的圓餅狀。

2　將年糕條放進步驟①的肉餅裡包好，做成排骨
　　的形狀。

　　tip 也可以依照個人喜好用起司代替年糕。

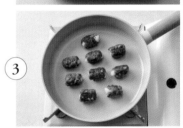

3　在預熱好的平底鍋裡倒入橄欖油，把步驟②的
　　年糕排骨放進鍋裡，轉小火慢煎至熟，以免
　　燒焦。

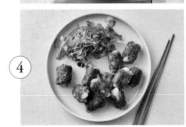

4　盛裝到盤子裡，再放入嫩葉蔬菜擺盤即完成。

薑黃粉裡的薑黃素具有預防癌症、抑制發炎的功效，豆腐煎餅用薑黃粉調味，不僅色彩亮麗更增添健康。豆腐含有多種的必需胺基酸、必需脂肪酸、鈣質，是一種富含植物性蛋白，以及維生素A、維生素C、生育酚等的抗氧化健康食品。

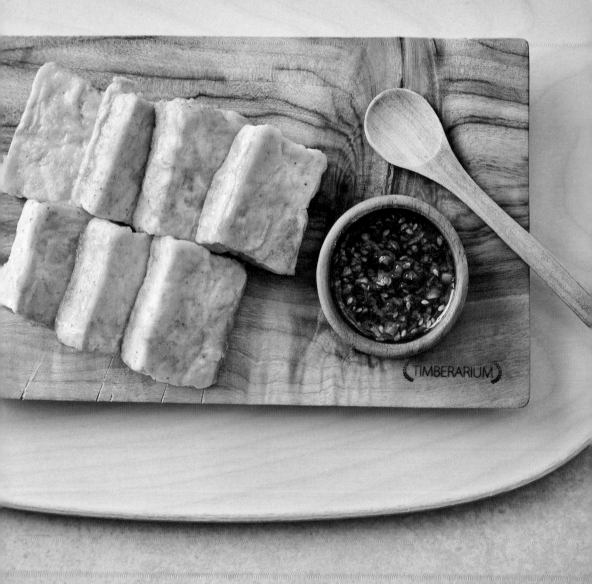

薑黃豆腐煎餅

1 人份 卡路里：283 大卡 / 蛋白質：23 公克

材料：2 人份

豆腐 150 公克
煎餅粉 20 公克（2 大匙）
薑黃粉 0.2 公克（1/4 小匙）
雞蛋 50 公克（1 顆）
橄欖油少許

沾醬
醬油 5 公克（1 小匙）
辣椒粉 2 公克（2/3 小匙）
蔥花 5 公克（1 小匙）
麻油 5 公克（1 又 1/4 小匙）
白芝麻少許

製作

1 將豆腐切成1.5公分的厚度。把煎餅粉和薑黃
   粉充分混合，雞蛋均勻打散備用。

   tip 如果沒有薑黃粉，加入咖哩粉也很好吃。

2 把豆腐的每一面均勻裹上拌入薑黃的煎餅粉，
   再裹上蛋液。

3 在預熱好的平底鍋裡倒入橄欖油，放入裹了蛋
   液的豆腐，煎至兩面金黃。

4 將沾醬的所有材料攪拌均勻，即可和薑黃豆腐
   煎餅一起上桌。

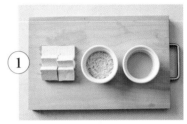

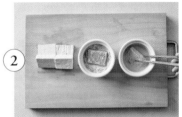

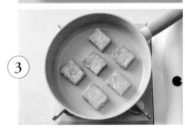

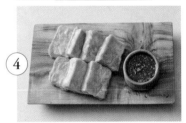

先將蛋黃和蛋白分離，再將海菜混在蛋白裡做成蛋捲。外層是鮮亮的黃色，內裡是活潑的白綠相間，配色吸睛又看起來非常可口。當含有蛋白質、鐵質、維生素的雞蛋，遇見富含鈣質、膳食纖維的海菜，這道料理的營養價值非常之高！

海菜雞蛋捲

1 人份 卡路里：217 大卡 / 蛋白質：18 公克

材料：2 人份

雞蛋 300 公克（6 顆）
海菜 40 克
鹽少許
橄欖油少許

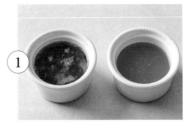

製作

1 海菜用冷水浸泡，挑出雜質後用細篩子撈出洗
　淨。將蛋白和蛋黃分開各別打散，並用鹽調
　味，再將海菜加入蛋白中混合均勻。

　tip 因為蛋白的量比蛋黃多，所以也可以取少量蛋白
　和蛋黃混合。如果拌入少許煎餅粉，更容易成型。

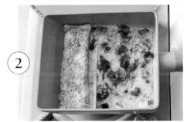

2 在預熱好的平底鍋裡倒入橄欖油，先倒入蛋
　白，一邊煎一邊捲起。

3 接著，將蛋黃倒入步驟②的平底鍋中，一邊煎
　一邊捲一起。

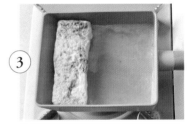

4 捲好後關火，用鍋子的餘溫讓蛋捲完全熟透即
　完成。

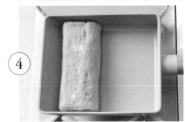

病患可能會因為抗癌治療的副作用，而覺得肉類聞起來有怪味。在沒辦法吃下肉類料理時，推薦可以準備這道香噴噴的肉片煎餅，外層煎得金黃的蛋液和油香可以蓋過肉類特有的氣味和味道。請務必記得，如果想快速恢復健康，絕對不能缺少肉類這項蛋白質來源。

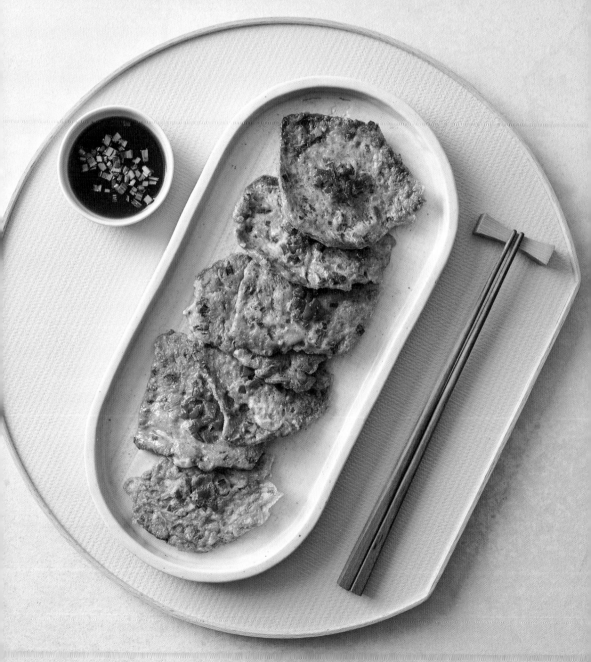

肉片煎餅

1 人份 卡路里：309 大卡 / 蛋白質：27 公克

材料：2 人份

牛肉（肉片）100 公克
韭菜少許
紅辣椒少許（可省略）
雞蛋 50 公克（1 顆）
麵粉 30 公克
橄欖油少許

牛肉醃料

綠茶調味鹽* 少許
胡椒粉少許

*綠茶調味鹽（參照 p.44）
綠茶粉 5 公克
韓國烤鹽 150 公克

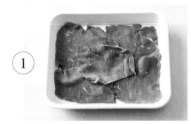

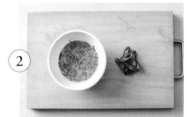

製作

1 將牛肉切成薄片，用餐巾紙擦乾血水，接著用
綠茶調味鹽和胡椒粉抓醃、調味。

   tip 買牛肉時，可以請店家協助切成肉片。肉片部位
   適合選用牛後腿肉。醃製牛肉時也可以使用一般的
   鹽調味，不過使用綠茶調味鹽可以降低油膩感，還
   能提出淡淡茶香。

2 雞蛋打散，韭菜切成小段後拌入蛋液中。紅辣
椒切成小段。

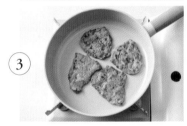

3 把醃製好的牛肉片沾上薄薄的麵粉，再裹上韭
菜蛋液，接著放入倒了橄欖油的平底鍋中煎
至金黃色。

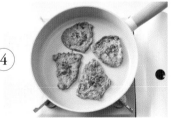

4 待肉片煎熟後，放上紅辣椒點綴即完成。

這道植物性蛋白質料理，非常適合對吃素或對吃肉有困難的人。將豆腐的水分完全擠乾之後，加入各種蔬菜揉成圓餅狀煎熟，就是最堅強的蛋白質援軍。除了胡蘿蔔、洋蔥、香菇之外，任何蔬菜都可以自由添加。

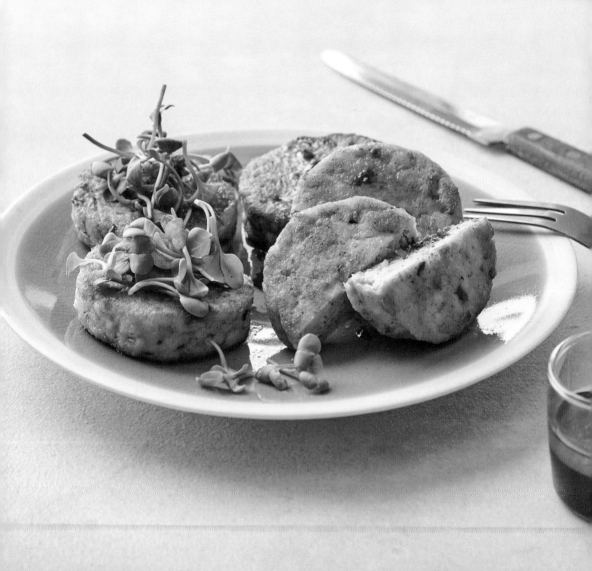

黃金豆腐排

1 人份 卡路里：**396** 大卡 **/** 蛋白質：**25** 公克

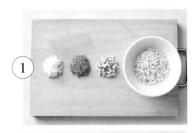

材料：2 人份

豆腐 300 公克	**牛排醬汁**
香菇 30 公克	巴薩米克醋 30 公克（2 大匙）
胡蘿蔔、洋蔥各 20 公克	橄欖油 30 公克（2 又 1/2 大匙）
嫩葉蔬菜適量	蒜末6公克（1 小匙）
雞蛋 100 公克（2 顆）	果寡糖 10 公克（1/2 大匙）
麵包粉 20 公克	
鹽、胡椒粉各少許	
橄欖油少許	

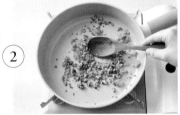

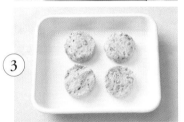

製作

1 將豆腐的水分完全擠乾，香菇、胡蘿蔔、洋蔥切成小丁。

2 香菇丁、胡蘿蔔丁、洋蔥丁先用小火充分翻炒至金黃色。

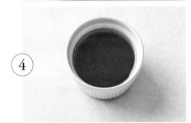

3 把擠乾水分的豆腐和炒好的蔬菜丁、雞蛋、麵包粉、鹽、胡椒粉放在一起，揉成圓餅狀。

4 將牛排醬汁的所有材料攪拌均勻。

5 在預熱好的平底鍋裡倒入橄欖油，放入步驟③的豆腐排，煎至兩面金黃。

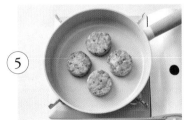

6 盛裝在盤子裡，放上嫩葉蔬菜擺盤，最後淋上牛排醬汁或放在一旁沾取皆可。

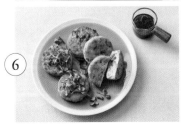

和普通的醬漬蛋不一樣，醬漬溏心蛋的最大魅力就是它誘人的流心蛋黃！對半切開，蛋黃會緩緩流出，拌入山蘇菜飯一類的蔬菜飯裡一起吃，絕對好吃到讓人讚不絕口。香氣四溢、口感軟嫩的蛋料理，無論是搭配白飯，還是當作拌飯的配料都很適合。

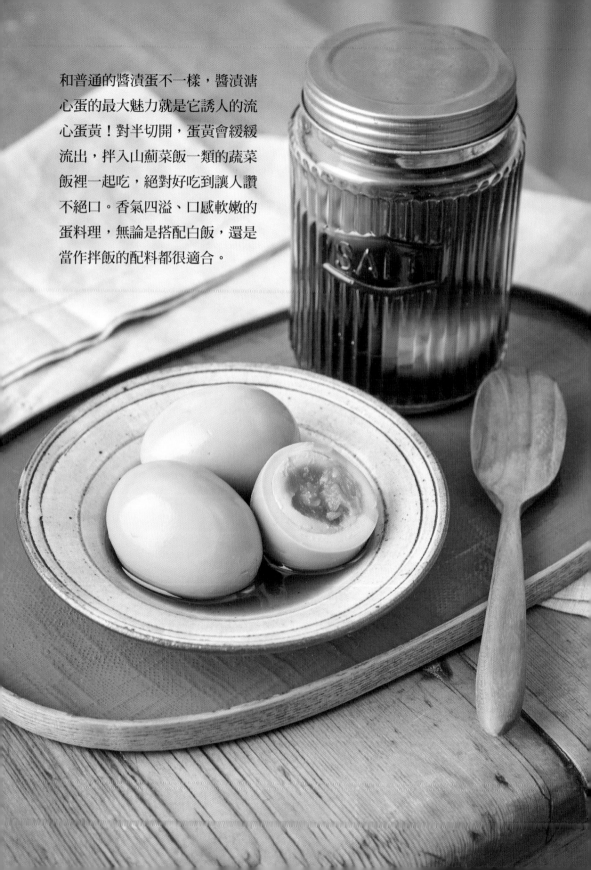

醬漬溏心蛋

1 人份 卡路里：204 大卡 / 蛋白質：17 公克

材料：2 人份

雞蛋 250 公克（5 顆）
鹽少許

醬漬湯底
醬燒醬料* 50 公克
（2 又 1/2 大匙）
洋蔥、蔥、大蒜各 20 公克
蔬菜高湯* 150 公克

*醬燒醬料（參照 p.39）
醬油 200 公克
果寡糖糖漿 150 公克

蒜末 20 公克
胡椒粉少許
香菇粉、胡蘿蔔粉
（自由添加）各 0.1 公克

*蔬菜高湯（參照 p.41）
白蘿蔔 500 公克
洋蔥 100 公克
蔥 50 克
昆布 35 公克
乾香菇 5 公克
水 2 公升

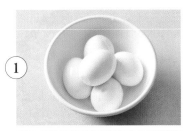

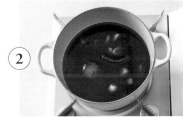

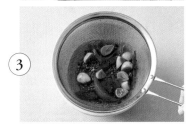

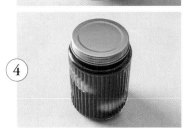

製作

1　將雞蛋煮到半熟後剝去蛋殼。

　　tip 雞蛋於滾水中煮9分鐘，可以將蛋黃煮到半熟。

2　在醬燒醬料中加入洋蔥、蔥、大蒜、蔬菜高
　　湯，一起煮滾。

3　把步驟②的醬漬湯底過篩，撈掉其中的蔬菜，
　　靜置等湯底放涼。

4　在煮好的溏心蛋中倒入放涼的醬漬湯底，於冰
　　箱冷藏一天待入味即完成。

一餐吃兩種！
蔬菜料理

　　蔬菜中豐富的維生素、礦物質和植物化學物質
（Phytochemical，植化素），都是可以在人體內發揮龐大抗
氧化、預防癌症功效的營養素，同時也能幫助碳水化合物、
蛋白質等主要營養素的吸收。膳食纖維是人體清道夫，具有
排出腸道老廢物質的作用，不僅有助於維持健康，還有助於
調節血糖。此外，蔬菜熱量低，每天的攝取量沒有太大的限
制，而且幾乎都是現代人容易缺乏的營養素，因此可以毫無
負擔地充分攝取。

　　最好可以均衡地選擇各種不同顏色的蔬菜。不同顏色的
蔬菜之間成分略有差異，可以藉此攝取更多、更全面的營養
素。而且把色彩繽紛的蔬菜端上餐桌，兼顧美味和健康之
外，也是一種視覺享受。

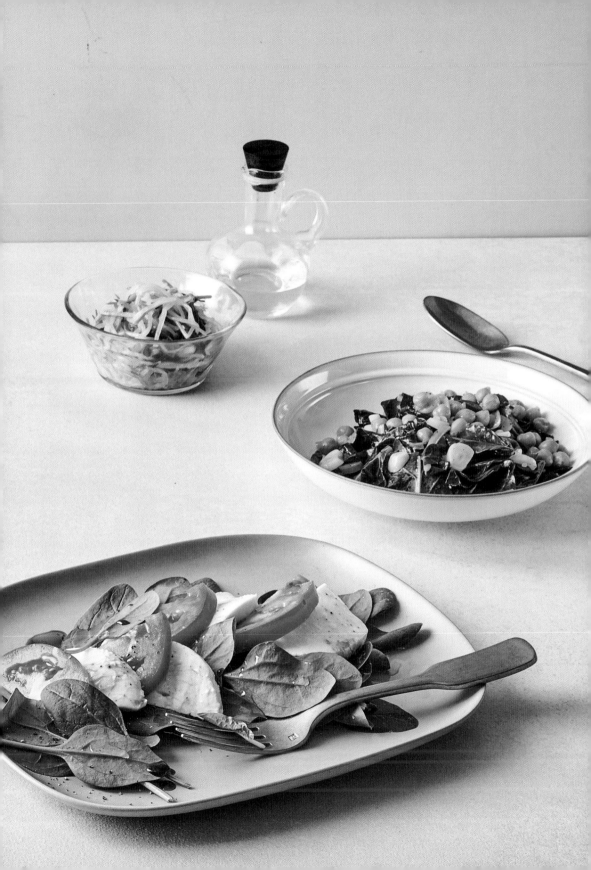

日本前胡*拌上醋辣醬，就是一道讓人胃口大開的經典涼拌菜。日本前胡別名又叫做防風，生長在海岸邊或靠海的山區。自古以來就被當作藥材使用，最近由於它可以清除沙塵及懸浮微粒，同時又可以減緩重金屬毒性，相當受歡迎。其中的香豆素（Cumarin）成分會散發獨特香氣，還有抑制癌細胞的功效，因此備受關注。

*譯註：韓文原文中的「防風」為多種繖形科植物通稱，其中植防風為日本前胡、海防風為北沙參、濱防風為珊瑚菜。此道料理食譜中指日本前胡（學名：Peucedanum japonicum），因此譯為日本前胡。

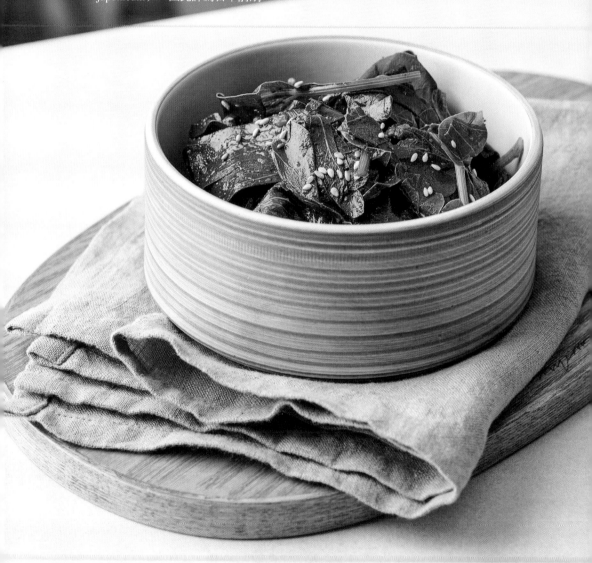

涼拌日本前胡

1 人份 卡路里：81 大卡 / 蛋白質：3 公克

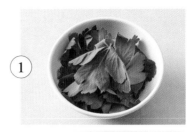

材料：2 人份

日本前胡 140 公克
醋辣醬* 40 公克（2 大匙）
麻油、白芝麻各少許

*醋辣醬（參照 p.40）
辣椒醬 100 公克
果寡糖糖漿 70 公克
醋 35 公克

蘋果、水梨各 30 公克
蒜末 25 公克
細辣椒粉 8 公克（1 大匙）
檸檬汁 4 公克
白芝麻少許

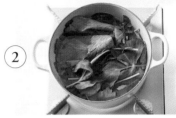

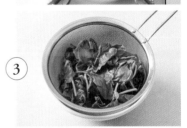

製作

1 先摘除日本前胡的枯黃葉子和纖維太粗的莖部，並清洗3次左右。

2 在滾水中加1小匙鹽後，放入日本前胡汆燙2分鐘，撈起備用。

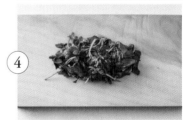

3 將汆燙好的日本前胡用冷水沖洗後過篩。

4 適當擠乾日本前胡的水分後，切成一口大小。

5 將醋辣醬的所有材料攪拌均勻。

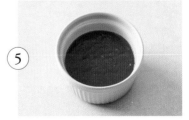

6 將日本前胡和醋辣醬輕輕拌勻，放入麻油後再拌一次，撒上白芝麻即完成。

tip 改用黃鵪菜、薺菜、水芹菜和醋辣醬拌在一起也很好吃。

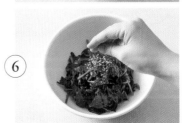

綠花椰菜和大蒜都是《時代》雜誌選定的抗癌食材，加在一起料理更有益於健康。綠花椰菜建議用油翻炒過，可以提高抗氧化營養素中的 β-胡蘿蔔素吸收。烹調訣竅是先將大蒜充分煎熟後，再放入綠花椰菜，這樣更能提出大蒜的甜味。

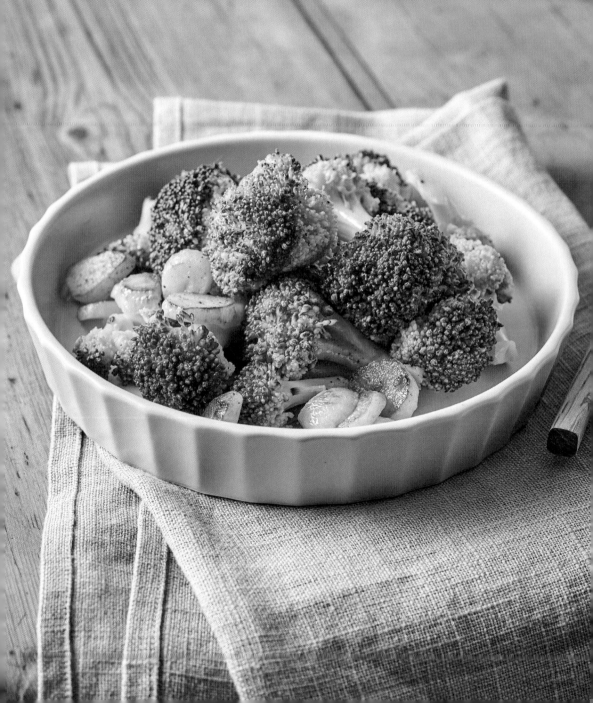

蒜炒綠花椰

1 人份 卡路里：80 大卡 / 蛋白質：9 公克

材料：2 人份

綠花椰菜 200 公克
大蒜 20 公克
橄欖油 20 公克（1 又 2/3 大匙）
鹽少許
胡椒粉少許

製作

1. 將綠花椰菜切成一口大小，在滾水中放入鹽後，汆燙1分鐘。大蒜切成片狀。

2. 在預熱好的平底鍋裡倒入橄欖油，把蒜片煎至兩面金黃。

3. 蒜片熟透再加入綠花椰菜，撒上鹽和胡椒粉調味，稍微翻炒一下。

4. 待綠花椰菜吸飽油脂後，盛裝後即可食用。

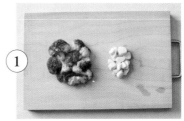

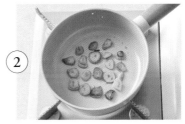

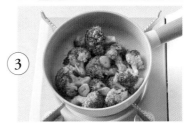

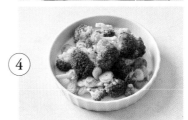

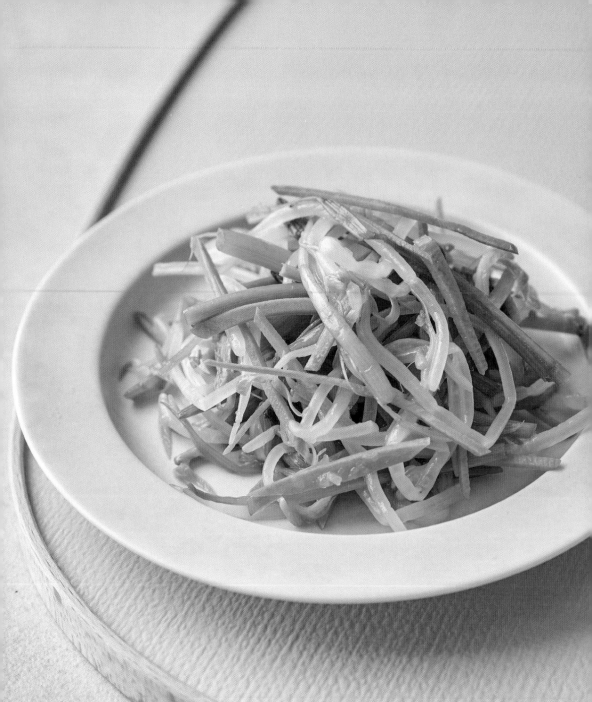

綠豆芽是富含膳食纖維的食材，香味不會太過濃郁，拿來當作配料用途相當廣泛。這道料理則是以綠豆芽為主角、水芹菜為配角製成的涼拌菜。完美融合了綠豆芽的清脆和水芹菜的清淡香氣，如此美味的蔬菜料理千萬別錯過。

涼拌綠豆芽水芹菜

1 人份 卡路里：17 大卡 / 蛋白質：2 公克

材料：2 人份

綠豆芽 100 公克
水芹菜 40 公克
胡蘿蔔 20 公克
蒜末 4 公克（2/3 小匙）
鹽少許
麻油、白芝麻各少許

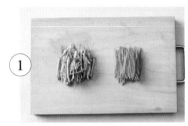

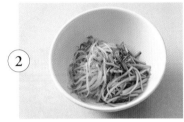

製作

1 先摘除水芹菜的枯黃葉子，洗淨後切成一口大小。胡蘿蔔洗淨後削皮切成絲。

2 在滾水中放入少許鹽，稍微汆燙綠豆芽和水芹菜，接著用冷水沖洗，擠乾水分。

3 將綠豆芽、水芹菜、胡蘿蔔放在一起，加入蒜末、鹽、麻油、白芝麻拌勻即完成。

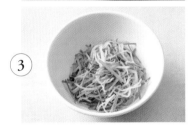

胡蘿蔔含有豐富的β-胡蘿蔔素，卻經常只是料理中的配角，實在可惜。介紹一道以胡蘿蔔為主要食材的醃胡蘿蔔絲。醃胡蘿蔔絲需要用到橄欖油，可以幫助脂溶性營養成分的吸收，也能當作西式泡菜保存。不僅可以代替酸黃瓜，也可以夾進三明治裡一起享用。

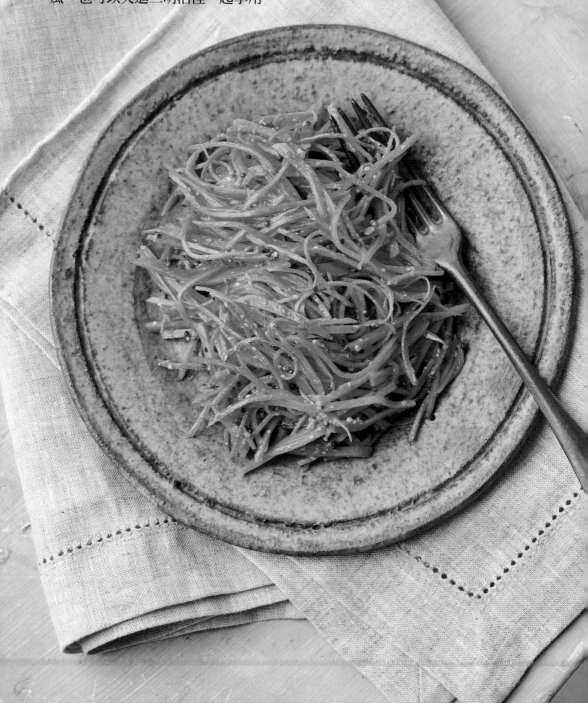

醃胡蘿蔔絲

1 人份 卡路里：97 大卡 / 蛋白質：1 公克

材料：2 人份

胡蘿蔔 100 公克

淋醬

芥末籽醬 10 公克（2/3 大匙）
檸檬汁 10 公克（2 小匙）
橄欖油 30 公克（2 又 1/2 大匙）
胡椒粉少許
巴西里粉少許

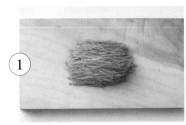

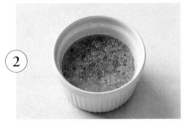

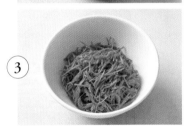

製作

1 胡蘿蔔洗淨削皮切成適合食用的長段，再刨成絲備用。

2 取一只大碗，將芥末籽醬、檸檬汁、橄欖油、胡椒粉、巴西里粉混合均勻製作成淋醬。

3 另取一只大碗，放入切好的胡蘿蔔絲裡倒入淋醬，攪拌均勻即完成。

tip 除了胡蘿蔔，還可以用甜菜根、高麗菜等其他蔬菜製作。可以當作配菜使用，也可以夾進三明治裡作餡料，用途多元。

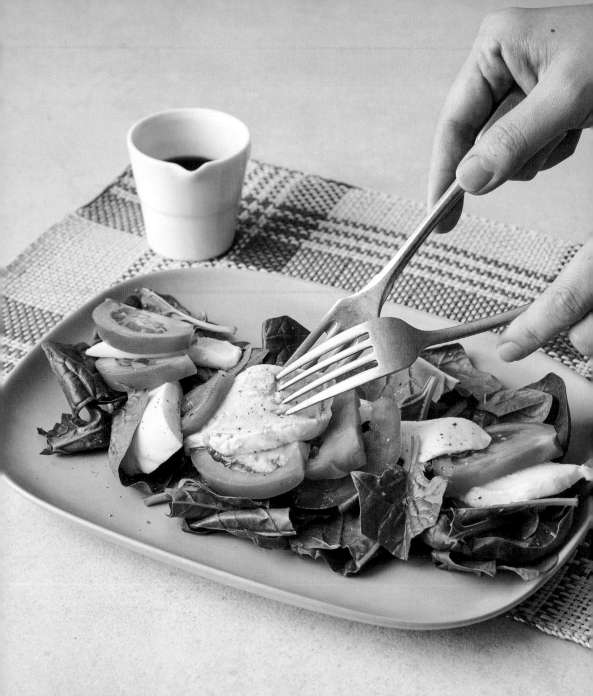

菠菜富含鐵質和葉酸，十分營養，如果到現在為止只吃過炒菜的話，這次就嘗試不用加熱就能攝取所有營養的菠菜沙拉吧！搭配上莫札瑞拉起司，連沙拉料理中可能不夠的蛋白質也可以一併兼顧，是一道營養充足又均衡的沙拉料理。

菠菜卡布里沙拉

1 人份 卡路里：164 大卡 / 蛋白質：13 公克

材料：2 人份

菠菜 100 公克
番茄 200 克
莫札瑞拉起司 120 公克
巴薩米克醋 30 公克（2 大匙）

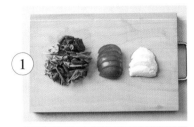

製作

1　先摘除菠菜的枯黃葉子，洗淨切成一口大小。
　　番茄和莫札瑞拉起司切成半月形的片狀。

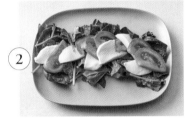

2　在盤子裡鋪上菠菜，再將番茄和莫札瑞拉起司
　　交錯擺放。

　　tip 如果有萵苣、嫩葉蔬菜、羅勒、芝麻葉等，也可
　　以一起放進去。

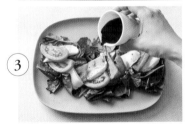

3　在吃之前，均勻地淋上巴薩米克醋即完成。

蕪菁比一般的白蘿蔔更加甘甜、清脆，含有豐富的硫代葡萄糖苷（Glucosinolates）、色胺酸（Tryptophan）、離胺酸（lysine）等抗癌物質。蕪菁通常會做成泡菜食用，如果想更簡單地經常做來吃的話，不妨試試看涼拌！加入少許鹽，稍微醃製一下，不僅可以降低鹹度，還能增添清爽口感。

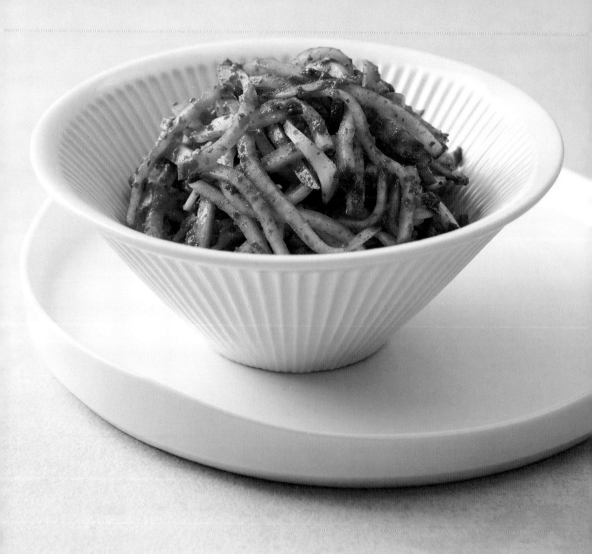

涼拌蕪菁絲

1 人份 卡路里：**50** 大卡 / 蛋白質：**2** 公克

材料：2 人份

蕪菁 200 公克
鹽（醃製用）少許

涼拌醬料
辣椒粉 10 公克（1 又 1/4 大匙）（可省略）
葉糖 4 公克（1 小匙）
蒜末 4 公克（2/3 小匙）
蝦醬少許
芝麻鹽少許

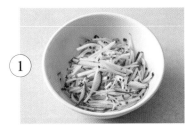

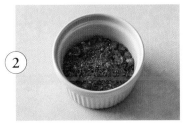

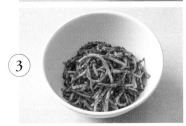

製作

1 蕪菁洗淨、切絲後，撒上少許鹽醃製。

2 將辣椒粉、葉糖、蒜末、蝦醬、芝麻鹽充分攪
　 拌均勻，製成涼拌醬料。

3 在蕪菁絲中加入涼拌醬料，讓辣椒粉的顏色均
　 勻上色後即完成。

紫蘇葉中豐富的鈣質和鎂離子，能促進骨骼健康。紫蘇葉具有獨特的香氣，對於喜愛這種香氣的人來說，沒有比生拌紫蘇葉菜更開胃的配菜了。一次做多一點的量，可以放在冰箱保存，隨時都可以拿出來吃，十分方便。

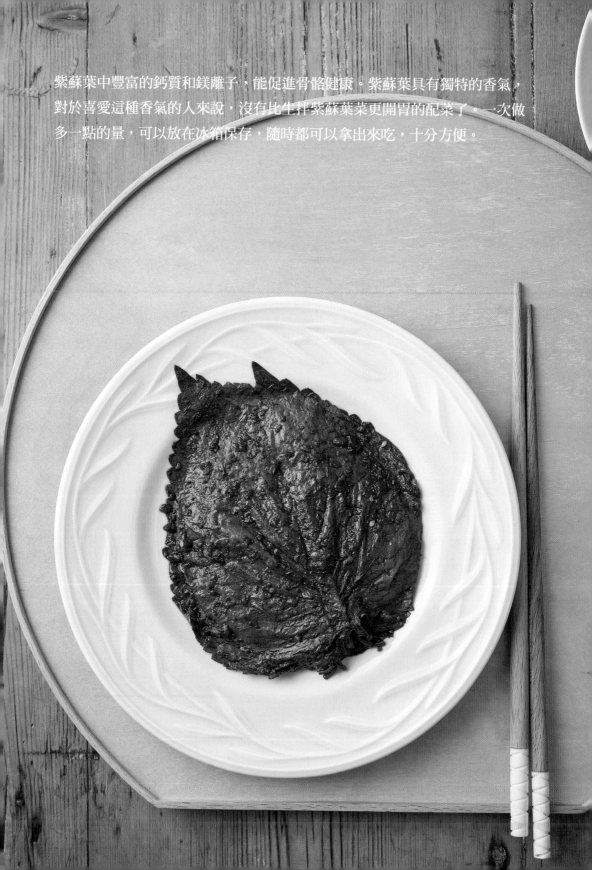

生拌紫蘇葉

1 人份 卡路里：27 大卡 / 蛋白質：2 公克

材料：2 人份
紫蘇葉 20 公克（20 片）

涼拌醬料
醬油 15 公克（2 又 1/2 小匙）
辣椒粉 5 公克（2/3 大匙）（可省略）
蒜末 5 公克（1 小匙）
白芝麻少許

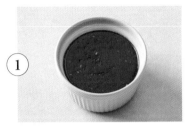

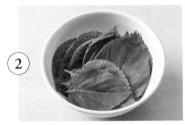

製作

1　將醬油、辣椒粉、蒜末、白芝麻充分攪拌均
　　勻，製成涼拌醬料。

2　每片紫蘇葉一一洗淨、瀝乾水分。

3　在保存的容器裡鋪上一層紫蘇葉，放上少許
　　涼拌醬料，再放上一層紫蘇葉。不斷重複這
　　個步驟，讓紫蘇葉和涼拌醬料層層交疊即完
　　成，並可放在冰箱保存。

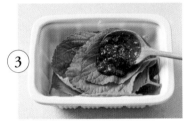

蕨菜不僅有助於提升免疫力，還含有膳食纖維、鉀離子，能保護心血管的健康。至於紫蘇則因為具有預防癌症、糖尿病，以及促進心血管健康等功效而備受關注。在煮熟的蕨菜中，加入滿滿的紫蘇粉增添香氣，就是一道保健的配菜。

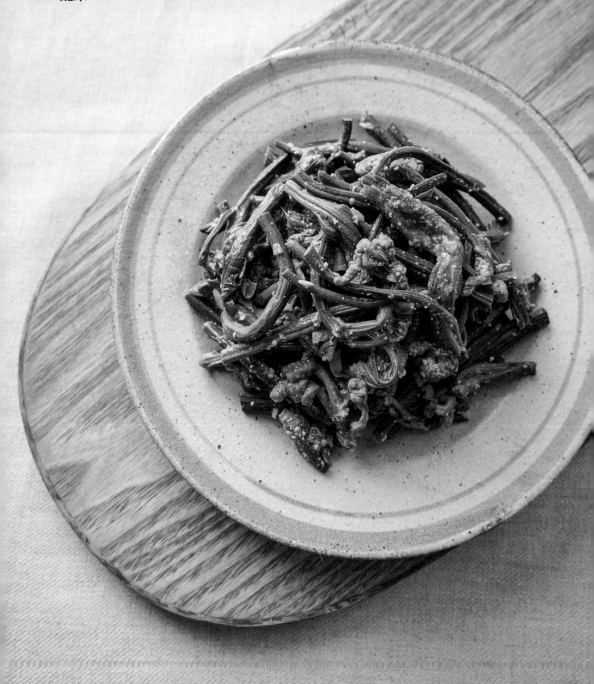

紫蘇粉拌蕨菜

1 人份 卡路里：31 大卡 / 蛋白質：3 公克

材料：2 人份

煮熟的蕨菜 140 公克
紫蘇粉 10 公克（1 又 1/4 大匙）
紫蘇油 4 公克（1 小匙）
蔬菜高湯* 200 公克

醃製醬料

醬油 7 公克（1/2 大匙）
蔥花 5 公克（1 小匙）
蒜末 5 公克（1 小匙）

*蔬菜高湯（參照 p.41）
白蘿蔔 500 公克
洋蔥 100 公克
蔥 50 克
昆布 35 公克
乾香菇 5 公克
水 2 公升

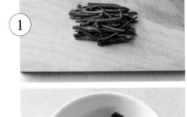

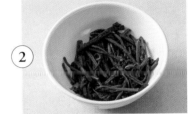

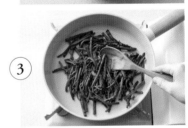

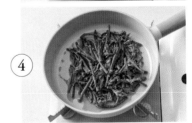

製作

1 將煮熟、變軟的軟蕨菜切成適合食用的大小。

2 在煮熟的蕨菜裡放入醬油、蔥花、蒜末調味，充分攪拌均勻。

3 在預熱好的平底鍋裡倒入紫蘇油，翻炒醃製完成的蕨菜。

4 翻炒到一定程度後，放入紫蘇粉和蔬菜高湯，煮至收汁即完成。

tip 用牛肉高湯（參照p.42）代替蔬菜高湯，增添肉香也很適合。

竹筍的清脆，配上紫蘇在口中瀰漫的清香，如此美味怎可錯過？春天的竹筍富含春季的營養，還有輔助能量代謝的維生素 B 群，有助於消除疲勞。備受矚目的抗癌食物——紫蘇，其中含有豐富的 α-亞麻酸（Alpha-linolenic Acid），能很好地保護健康細胞，同時抑制癌細胞的病變。

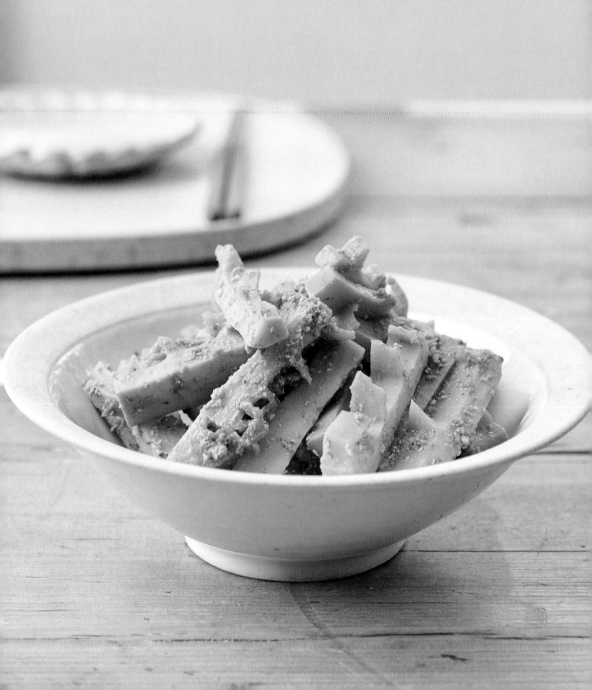

紫蘇粉炒竹筍

1 人份 卡路里：33 大卡 / 蛋白質：4 公克

材料：2 人份

汆燙過的竹筍 100 克	*蔬菜高湯（參照 p.41）
紫蘇粉 5 公克（2/3 大匙）	白蘿蔔 500 公克
醬油 10 公克（1 又 2/3 小匙）	洋蔥 100 公克
蔥花 5 公克（1 小匙）	蔥 50 克
蒜末 5 公克（1 小匙）	昆布 35 公克
紫蘇油 2 公克（1/2 小匙）	乾香菇 5 公克
蔬菜高湯* 100 公克	水 2 公升

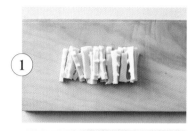

製作

1　保留竹筍中間的筍節，切成適合食用的長條狀備用。

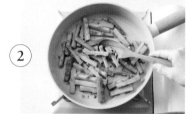

2　在預熱好的平底鍋裡倒入紫蘇油，放入竹筍後加入醬油、蔥花、蒜末一起翻炒。

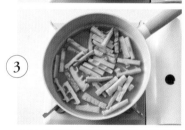

3　待油脂均勻包覆筍絲後，倒入紫蘇粉和蔬菜高湯煮滾。

tip 用鰮魚高湯（參照p.41）或明太魚高湯（參照 p.42）代替蔬菜高湯也很適合。

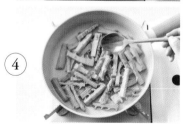

4　等湯汁熬到剩一半時，再加入一點紫蘇油拌勻即完成。

味道略微苦澀的橡實凍，是一種營養成分與米飯相似的碳水化合物食物，搭配茼芹一起食用，不僅可以補充能量，還可以兼顧膳食纖維。這兩種食物都具有預防癌症的效果，可說是最佳的抗癌料理。

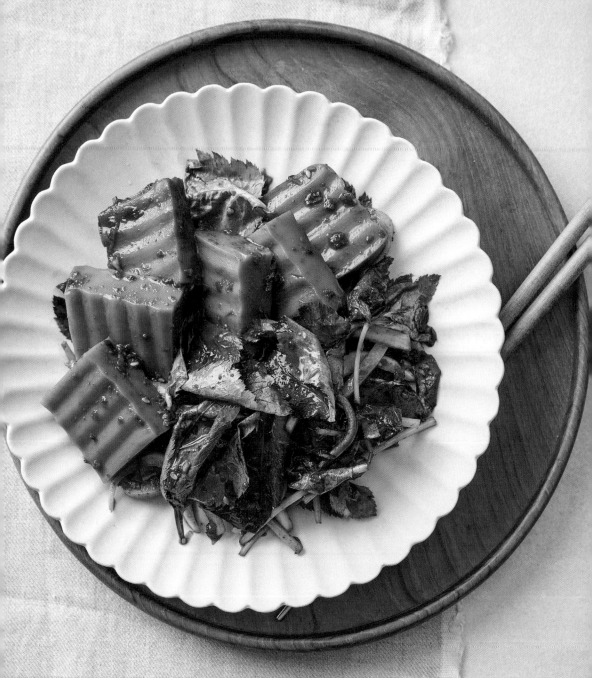

橡實凍涼拌茼芹

1 人份 卡路里：75 大卡 / 蛋白質：3 公克

材料：2 人份

橡實凍* 140 公克 　　　蔥花 5 公克（1 小匙）
茼芹 80 公克 　　　　　蒜末 5 公克（1 小匙）
洋蔥 100 公克 　　　　　麻油、白芝麻各少許

涼拌醬料

醬油 20 公克（3 小匙）
辣椒粉 6 公克（2 小匙）（可省略）

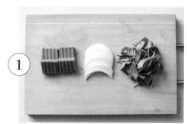

製作

1　橡實凍切成1公分厚的方塊，洋蔥和茼芹切成
　　一口大小。

2　將涼拌醬料的所有材料攪拌均勻。

　　tip 如果有口腔乾燥的情形，可以添加幾滴醋增加清
　　爽滋味，也能幫助刺激唾液腺和開胃。

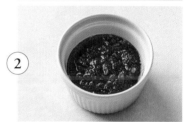

3　把茼芹和橡實凍放在一起，倒入涼拌醬料輕輕
　　拌勻即完成。

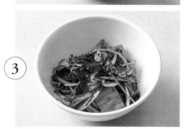

*橡實凍做法：
1. 可在網路平台購買橡實粉。
2. 橡實粉與水比例1：6攪拌，依照個人喜歡的口感增減水量（水越多口感越軟）。
3. 用不沾鍋大火煮，同方向攪拌，等開始變色凝固時，轉中小火攪拌。
4. 沸騰看到氣泡後，加入少許鹽巴和油（芝麻油也可）拌勻起鍋，倒入容器內放涼凝固即可。

蓮子主要由碳水化合物組成，富含必需胺基酸，是能幫助補充能量的食物。味道吃起來和栗子、花生類似，也非常方便食用。推薦可以試著把清香的蓮子和甘甜的紅棗一起燉煮，是一道適合男女老少的健康料理。

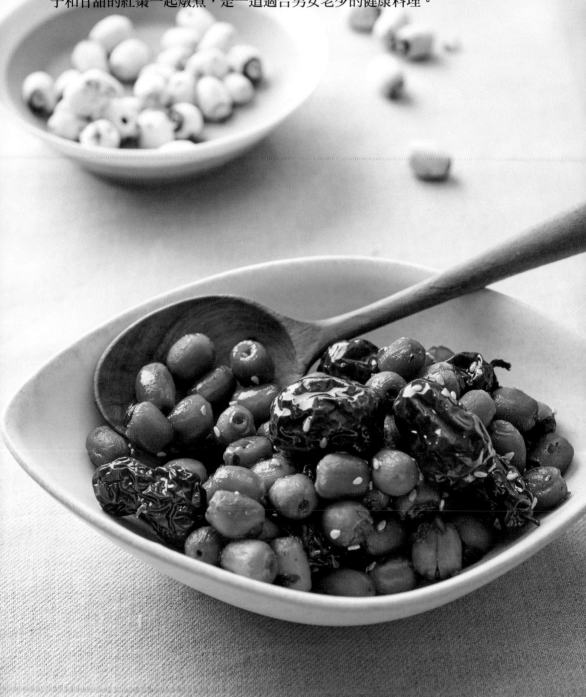

紅棗燉蓮子

1 人份 卡路里：97 大卡 / 蛋白質：4 公克

材料：2 人份

乾蓮子 100 公克
乾紅棗 10 公克

調味湯底

醬油 10 公克（1 又 2/3 小匙）
果寡糖糖漿 8 公克（1/3 大匙）
麻油 3 公克（1/4 大匙）
白芝麻少許
蔬菜高湯* 100 公克

*蔬菜高湯（參照 p.41）
白蘿蔔 500 公克
洋蔥 100 公克
蔥 50 克
昆布 35 公克
乾香菇 5 公克
水 2 公升

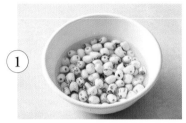

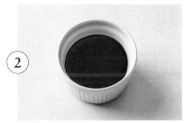

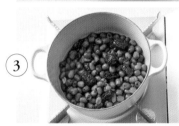

製作

1　乾燥的蓮子洗淨後，放入水中浸泡1小時。

2　將調味湯底的所有材料充分攪拌均勻。

3　在湯鍋中放入浸泡好的蓮子和乾紅棗，均勻地
　　淋上調味湯底，等湯汁熬到剩一半即完成。

當歸葉是一種帶有淡淡中藥材香氣的蔬菜，富含鐵質、葉酸等有助於血液生成的營養成分，能幫助改善貧血問題。請試試用當歸葉做涼拌菜，涼拌可以避免當歸葉中豐富的維生素C流失，芝麻油則能提高脂溶性維生素的吸收效果。

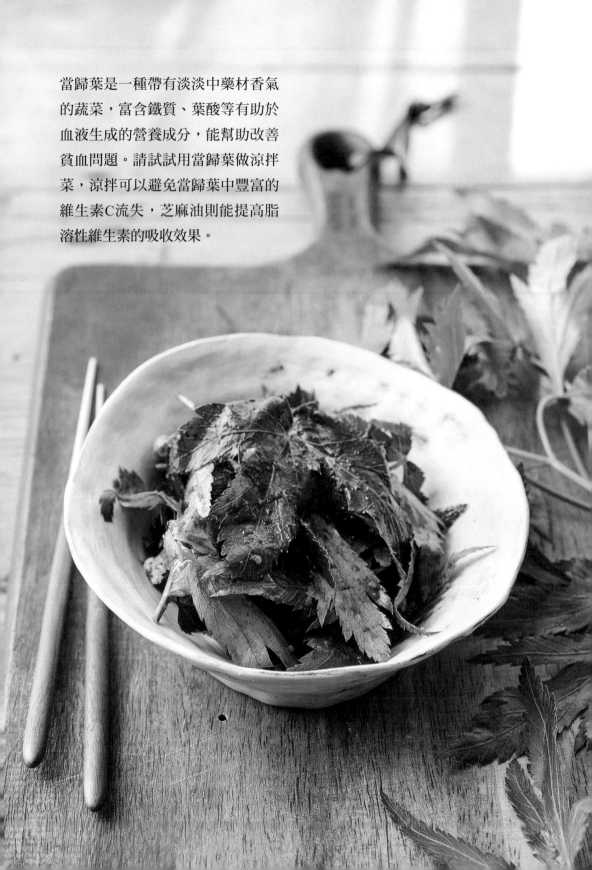

生拌辣當歸葉

1 人份 卡路里：66 大卡 / 蛋白質：3 公克

材料：2 人份

當歸葉 70 公克

涼拌醬料

醋拌醬料* 7 公克（1/3 大匙）
辣椒粉 2 公克（2/3 小匙）
白芝麻少許

*醋拌醬料（參照 p.39）
釀造醋 100 公克
果寡糖糖漿 60 公克
蒜末 50 公克
鹽 20 公克

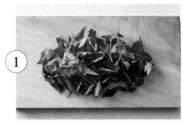

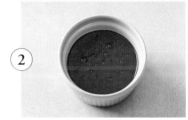

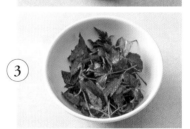

製作

1 摘除當歸葉的枯黃葉子，洗淨後切成一口大小。

2 將涼拌醬料的所有材料，充分攪拌均勻。

3 當歸葉裡倒入涼拌醬料輕輕拌勻即完成。

桔梗根富含對健康有益的皂苷（Saponin），而黃瓜則含有抗氧化成分，具有預防癌症的效果，結合這兩項食材就能做出一道酸甜可口的健康涼拌菜。不僅味道好吃，嚼起來脆脆的口感也廣受歡迎，放在熱飯上一起吃，消失的胃口也會馬上恢復。

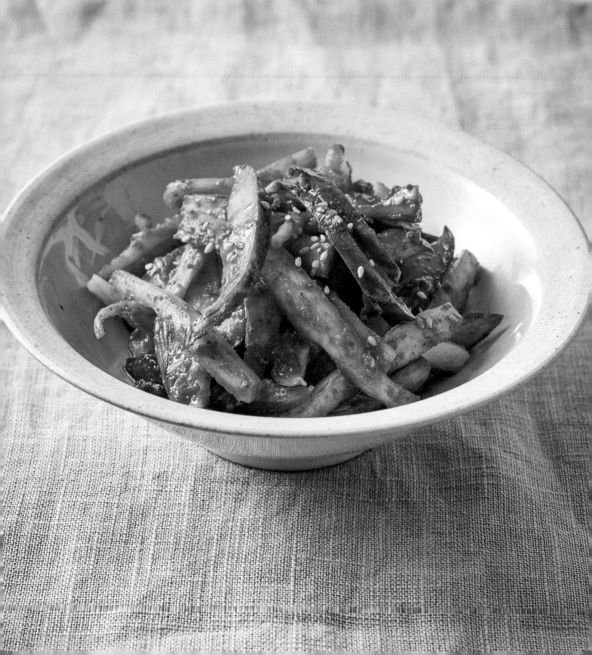

生拌桔梗根黃瓜

1 人份 卡路里：72 大卡 / 蛋白質：2 公克

材料：2 人份

小黃瓜 100 克
桔梗根 60 公克
鹽（醃製用）少許

*醋拌醬料（參照 p.39）
釀造醋 100 公克
蒜末 50 公克
果寡糖糖漿 60 公克
鹽 20 公克

涼拌醬料
醋拌醬料* 14 公克（3/4 大匙）
辣椒粉 4 公克（1/2 大匙）（可省略）
白芝麻少許

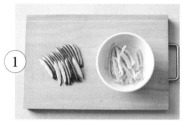

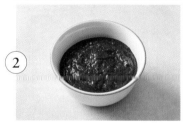

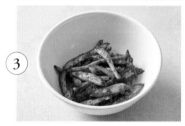

製作

1　小黃瓜對半切開後，斜切成薄薄的長條。桔梗根切成一口大小的條狀，撒上鹽後輕輕抓醃拌勻。

2　將涼拌醬料的所有材料充分攪拌均勻。

3　把小黃瓜絲和桔梗根絲放在一起，倒入涼拌醬料拌勻即完成。

tip 三到四月時，可以加入當季的蕗蕎拌在一起，香氣更濃郁。

雷公根*略為苦澀、帶有濃濃的青草香，是能在春季喚醒味蕾的代表性蔬菜。雷公根含有促進骨骼健康的維生素 K，以及各種豐富的必需胺基酸、蛋白質等，讓人透過餐桌上的這道料理吸收滿滿的春天能量。比起味道濃烈的醬料調味，不如簡單用鹽、麻油拌一拌，保留原來的味道和香氣更好吃。

*譯註：字典譯為「馬蹄草」，但網路以「雷公根」搜尋食材時較易尋得，故譯為雷公根。

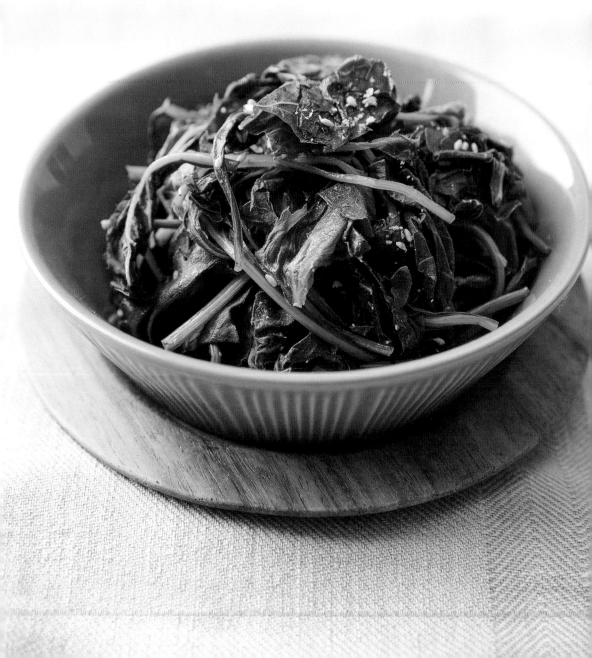

涼拌雷公根

1 人份 卡路里：32 大卡 / 蛋白質：2 公克

材料：2 人份

雷公根 70 公克
蒜末 6 公克（1 小匙）
鹽少許
麻油、芝麻鹽少許

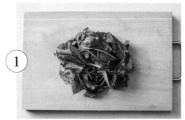

製作

1 摘除雷公根的雜亂枝葉，切成一口大小。

2 在滾水中放入雷公根汆燙2分鐘，燙煮到斷生
（八分熟）後用冷水沖洗，瀝乾水分。

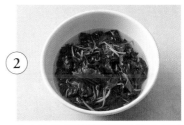

3 在擠乾水分的雷公根裡加入蒜末、鹽、麻油、
芝麻鹽充分拌勻即完成。

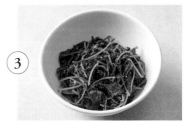

白蘿蔔含有充足水分，牛肉富含蛋白質，用這兩種食材烹調出來的清淡配菜，口感軟嫩又好消化。白蘿蔔有多種功效，其中含有消化澱粉的澱粉酵素（Amylase），是食品中的天然胃藥。除此之外，白蘿蔔還有許多有益抗癌的成分，木質素（Lignin）有助於抑制癌細胞，辛辣成分──異硫氰酸酯（Isothiocyanates）則可以有效阻止癌細胞形成。

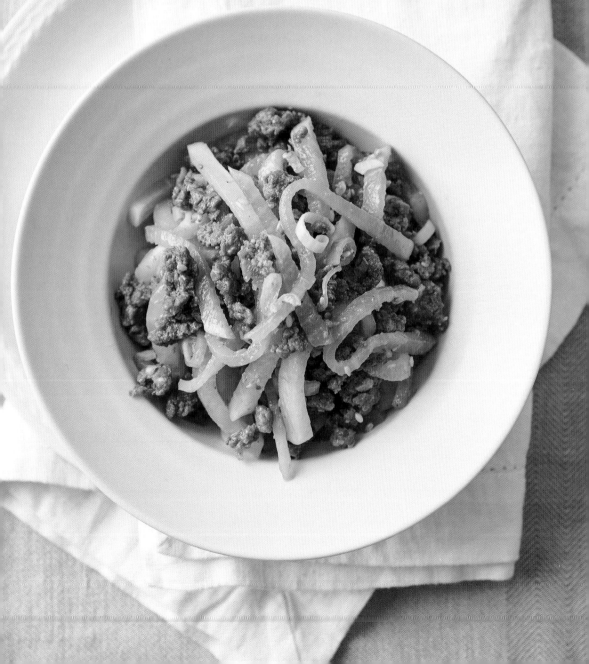

牛肉白蘿蔔條

1 人份 卡路里：69 大卡 / 蛋白質：5 公克

材料：2 人份

白蘿蔔 140 公克   **牛肉醃料**
牛絞肉 40 公克   醬油 4 公克（2/3 小匙）
蔥花少許   蒜末少許
鹽少許   胡椒粉少許
麻油、芝麻鹽少許

製作

1 白蘿蔔洗淨後削皮切成絲，牛絞肉用醬油、蒜末、胡椒粉調味抓醃。

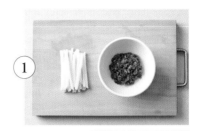

2 在預熱好的平底鍋裡，放入醃製好的牛肉翻炒。

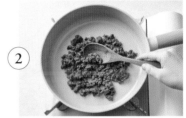

3 等牛肉半熟後，放入白蘿蔔絲炒至透明為止。

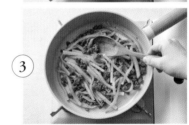

4 最後放入蔥花、鹽、麻油、芝麻鹽，輕輕翻炒即完成。

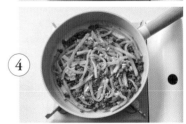

富含維生素 A 的茼蒿具有抗氧化功效，是能照顧眼睛健康的食物。不過如果患者對濃郁香氣，或特定味道敏感的話，可能會覺得難以下嚥。面臨這種情況時，可以試著放入搗碎的豆腐一起拌勻，不僅可以讓香味變淡，還能補充更多的蛋白質和鈣質，營養方面也更加全面。

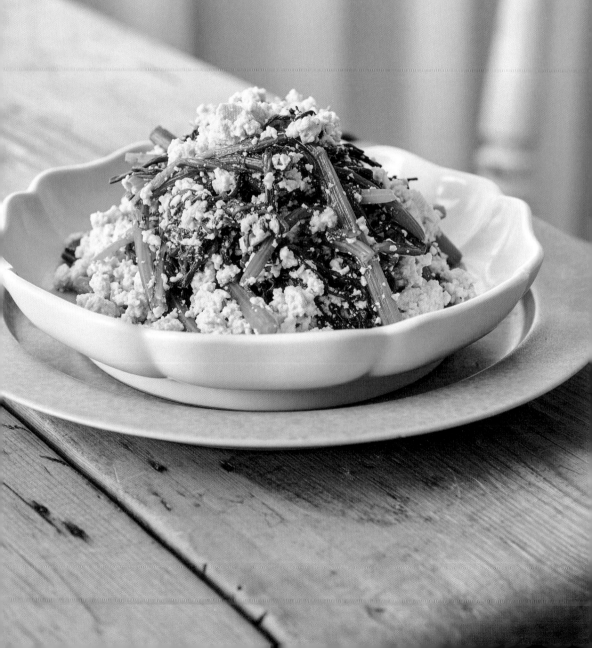

茼蒿拌豆腐

1 人份 卡路里：71 大卡 / 蛋白質：7 公克

材料：2 人份

茼蒿 140 公克
豆腐 80 公克
醬油 14 公克（2 又 1/3 小匙）
蒜末 5 公克（1 小匙）
麻油、白芝麻各少許

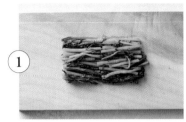

製作

1 摘除茼蒿的枯黃葉子後洗淨，在滾水中汆燙20
   秒，擠乾水分，切成一口大小。

   tip 汆燙茼蒿時，在滾水中放入鹽，可以維持茼蒿
   鮮綠的顏色。另外，還可以用菠菜或鹿尾菜代替茼
   蒿，或用當季蔬菜或藻類，享受起來別有滋味。

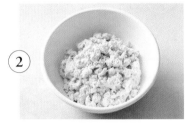

2 豆腐放入滾水稍微汆燙後，用棉布包裹、擠乾
   水分備用。

3 將汆燙好的茼蒿和擠乾的豆腐放在一起，放入
   醬油、蒜末、麻油、白芝麻拌勻即完成。

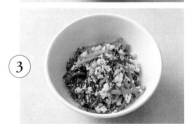

櫛瓜富含鉀離子可以幫助身體排出鈉離子，還有 β-胡蘿蔔素可以進行抗氧化作用。櫛瓜味道和蝦醬很搭，因此以往通常烹調時都會用蝦醬調味，不過和鮮蝦一起炒也相當對味。不僅味道層次更豐富，營養價值更高，而且鹽分比蝦醬少，也更有利於健康。

櫛瓜炒鮮蝦

1 人份 卡路里：84 大卡 / 蛋白質：9 公克

材料：2 人份

櫛瓜 140 公克
鮮蝦仁 80 公克
紅辣椒少許（可省略）
蒜末 10 公克（1 又 2/3 小匙）
鹽少許
麻油、芝麻鹽少許
橄欖油少許

蝦仁醃醬
米酒 2 大匙
胡椒粉少許

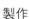

製作

1 將櫛瓜豎著對半切開，再切成0.5公分厚的半月形。紅辣椒斜切成小段，蝦仁用米酒和胡椒粉醃製。

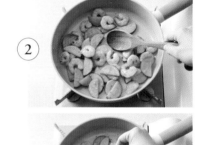

2 在預熱好的平底鍋裡倒入橄欖油，放入櫛瓜、蒜末、鹽翻炒，接著加入醃製好的蝦仁。
   tip 用貝類或乾蝦仁代替鮮蝦仁也很好吃。

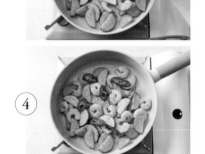

3 待蝦仁熟了後，加入麻油、芝麻鹽充分攪拌均勻。

4 最後放入紅辣椒，再稍微翻炒即完成。

雖然許多傳統醬料是有益於健康的發酵食品，不過需要避免攝取過多鹽分時，不妨利用豆腐降低鹹度，而且包飯醬加入豆腐，還能進一步兼顧蛋白質的攝取。豆腐包飯醬搭配任何蔬菜都美味，但對於有胃部胃酸分泌過多的人，推薦含有維生素U的高麗菜，可以幫助保護胃黏膜。

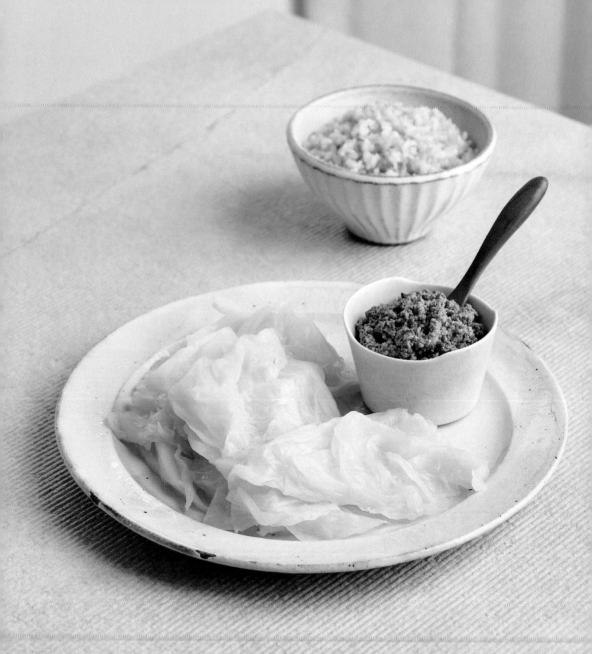

高麗菜佐豆腐包飯醬

1 人份 卡路里：95 大卡 / 蛋白質：7 公克

材料：2 人份

高麗菜 100 公克

豆腐包飯醬
豆腐 100 公克
韓式味噌拌醬* 40 公克
（2 大匙）
芝麻鹽 3 公克（1 小匙）

*韓式味噌拌醬（參照 p.40）
韓式味噌 60 公克
辣椒醬 15 公克

香菇、洋蔥各 15 公克
蔥、大蒜各 10 公克
青陽辣椒 3 公克
葉糖、麻油各 3 公克
水 80 毫升
鯷魚粉 乾蝦粉 蛤蜊粉 香菇粉
（自由添加）各 0.1 公克

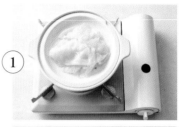

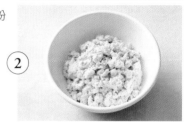

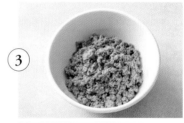

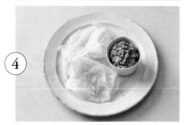

製作

1 將高麗菜葉放入已經冒出蒸氣的蒸鍋裡，蒸至葉片變得透明。

2 豆腐在滾水中稍微汆燙後，用棉布包裹、擠乾水分。

3 在擠乾的豆腐中加入拌韓式味噌拌醬和芝麻鹽，充分攪拌均勻。

4 把蒸好的高麗菜葉盛裝至盤子裡，搭配步驟③的豆腐包飯醬一起端上餐桌即完成。

備受矚目的鷹嘴豆是被《時代》雜誌選定的超級食物，加上富含 β-胡蘿蔔素的羽衣甘藍（Kale），兩相搭配就是一道營養均衡的配菜。倒入油翻炒一下，就可以提高 β-胡蘿蔔素被人體吸收的效率。此外，鷹嘴豆的鈣質含量和牛奶不相上下，有益於骨骼的健康。

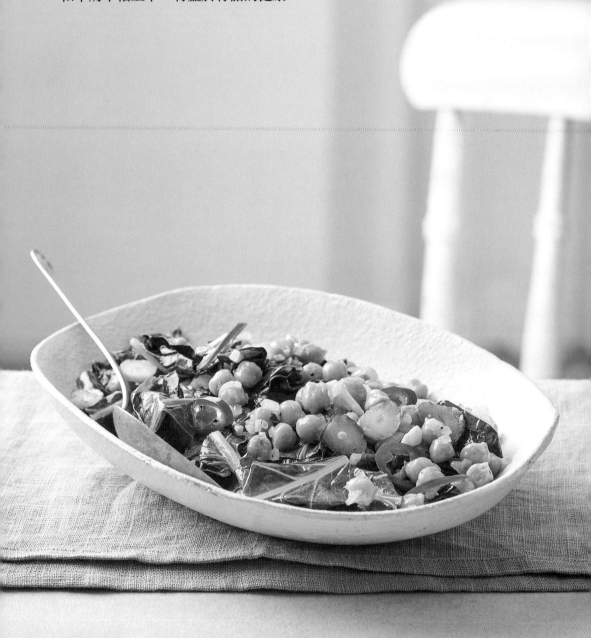

羽衣甘藍炒鷹嘴豆

1 人份 卡路里：96 大卡 / 蛋白質：8 公克

材料：2 人份

浸泡過的鷹嘴豆 30 克
羽衣甘藍 100 公克
洋蔥、大蒜各 20 公克
紅辣椒少許
鹽、胡椒粉各少許
橄欖油少許

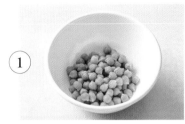

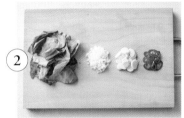

製作

1 將鷹嘴豆放入水中充分浸泡4小時，再放入滾水中煮20分鐘。

2 羽衣甘藍切成一口大小，洋蔥切成小丁，大蒜切末，紅辣椒斜切成小段。

   tip 用青江菜代替羽衣甘藍，味道和顏色也很搭。

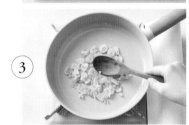

3 在預熱好的平底鍋裡倒入橄欖油，翻炒洋蔥丁和蒜末。

4 待洋蔥變透明後，放入煮熟的鷹嘴豆、羽衣甘藍、紅辣椒、鹽、胡椒粉，稍微翻炒即可。

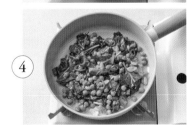

在味道清甜的馬鈴薯上，添加糯米椒的微辣滋味，就是一道基本款料理。馬鈴薯中富含的鉀離子，有助於體內鈉離子的排出，糯米椒則可以補充馬鈴薯不足的膳食纖維，因此不僅在味道上，在營養方面也是非常相配的組合。

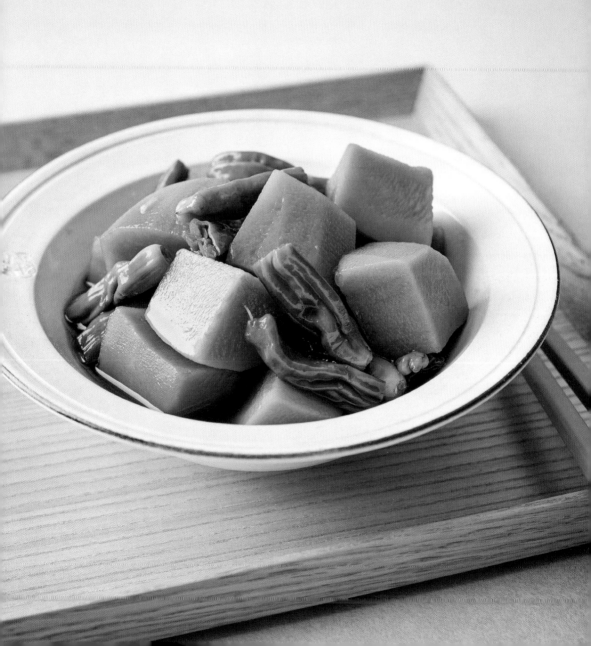

糯米椒燉馬鈴薯

1 人份 卡路里：103 大卡 / 蛋白質：4 公克

材料：2 人份

馬鈴薯 100 公克
糯米椒 20 公克

胡椒粉少許
香菇粉、胡蘿蔔粉
（自由添加）各 0.1 公克

調味湯底

醬燒醬料* 15 公克（3/4 大匙）
麻油、白芝麻各少許
胡椒粉少許
蔬菜高湯* 50 公克

*醬燒醬料（參照 p.39）
醬油 200 公克
果寡糖糖漿 150 公克
蒜末 20 公克

*蔬菜高湯（參照 p.41）
白蘿蔔 500 公克
洋蔥 100 公克
蔥 50 克
昆布 35 公克
乾香菇 5 公克
水 2 公升

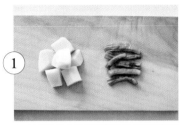
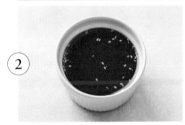
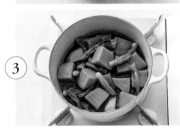

製作

1 馬鈴薯洗淨去皮後，切成較大的塊狀。糯米椒
豎著對半切開。

2 將調味湯底的所有材料充分攪拌均勻。

3 在湯鍋裡鋪上馬鈴薯、放上糯米椒，再均勻地
淋上調味湯底，等湯汁熬到剩一半即完成。

空心菜富含 β-胡蘿蔔素和維生素 K，炒熟後食用可提高營養成分的吸收效率。空心菜莖的清脆口感，和鹹鹹的味噌醬相互融合時，就是一道魅力十足的菜餚。如果喜歡辣味的話，可以切一點青陽辣椒放進去，香辣的滋味絕對能畫龍點睛。

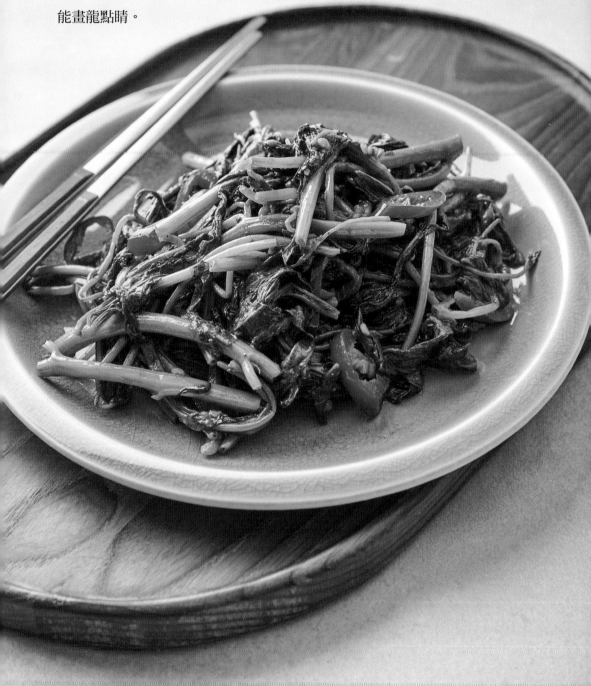

味噌醬炒空心菜

1 人份 卡路里：26 大卡 / 蛋白質：2 公克

材料：2 人份

空心菜 100 克
紅辣椒 10 公克（可省略）

熱炒醬料
韓式味噌拌醬* 20 公克
（1 大匙）
鰻魚露少許
青陽辣椒末少許
白芝麻少許
橄欖油少許

*韓式味噌拌醬（參照 p.40）
韓式味噌 60 公克
辣椒醬 15 公克
香菇、洋蔥各 15 公克
蔥、大蒜各 10 公克
青陽辣椒 3 公克
葉糖、麻油各 3 公克
水 80 毫升
鰻魚粉、乾蝦粉、蛤蜊粉、香
菇粉（自由添加）各 0.1 公克

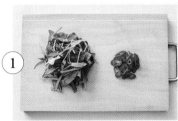

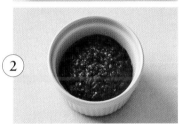

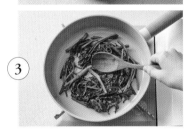

製作

1. 摘除空心菜的雜亂枝葉後，洗淨切成3公分的長段。紅辣椒斜切成小段。

2. 將熱炒醬料的所有材料充分攪拌均勻。

3. 在預熱好的平底鍋裡倒入橄欖油，放入空心菜、紅辣椒、熱炒醬料翻炒至熟透即完成。

將富含多酚成分的茄子和富含蛋白質的牛肉，一起放入香氣四溢的蒜油中翻炒，色澤油亮又下飯，快速就能完成一道滋味和營養都均衡的抗癌配菜。茄子炒牛肉不僅可以作為配菜，用來做成蓋飯料理也相當適合，就不需要另外準備其他小菜，十分方便。

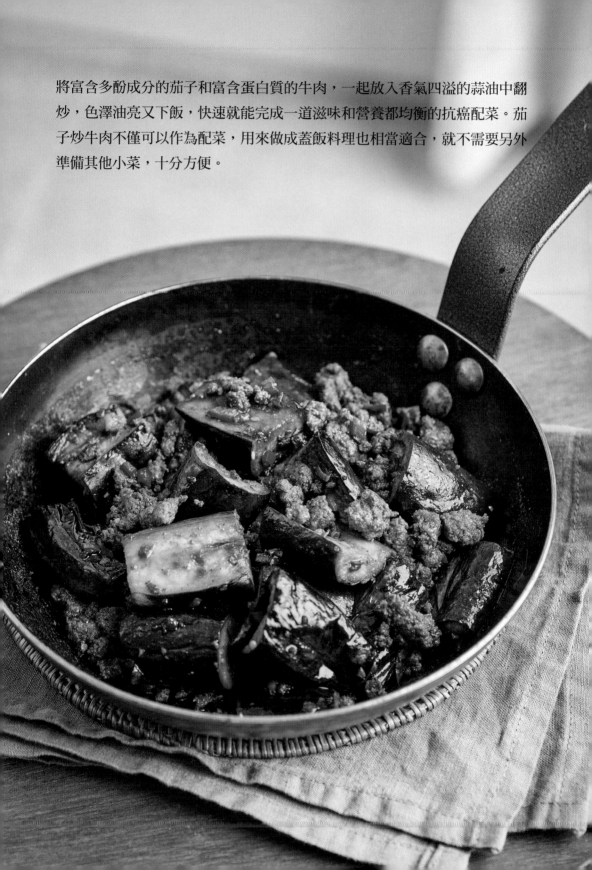

茄子炒牛肉

1 人份 卡路里：76 大卡 / 蛋白質：7 公克

材料：2 人份

茄子 100 公克
牛絞肉 30 公克
紅辣椒 10 公克（可省略）
橄欖油（或蒜油）少許

牛肉醃料
醬油 3 公克（1/2 小匙）
蒜末 3 公克（1/2 小匙）
米酒少許
胡椒粉少許

熱炒醬料
醬油 7 公克（1 小匙）
辣椒粉 2 公克（2/3 小匙）
蔥花 2 公克（1/3 小匙）
蒜末 2 公克（1/3 小匙）
麻油、白芝麻各少許

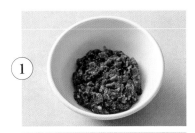

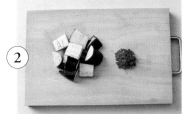

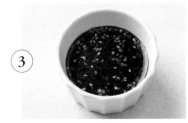

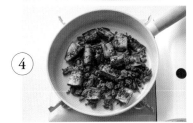

製作

1 將牛絞肉用醬油、蒜末、米酒、胡椒粉抓醃調味備用。

2 茄子豎著對半切開，再切成3公分的長段。紅辣椒切成小段。

3 將熱炒醬料的所有材料充分攪拌均勻。

4 在預熱好的平底鍋中倒入橄欖油，先翻炒牛肉，接著再放入茄子、熱炒醬料和紅辣椒即完成。注意避免燒焦。

tip 用蒜油翻炒，香氣更充足，味道層次也更豐富。在油變熱前放入大蒜、用小火慢炒，待油溫慢慢升高，蒜油就完成了。

南瓜鮮豔的黃色讓人胃口大開，口感柔軟且含有豐富的 β-胡蘿蔔素，是很受歡迎的人氣食物。用富含抗氧化成分的南瓜，和富含膳食纖維的地瓜做成沙拉，可以幫助促進排便，非常適合有便祕症狀的人食用。

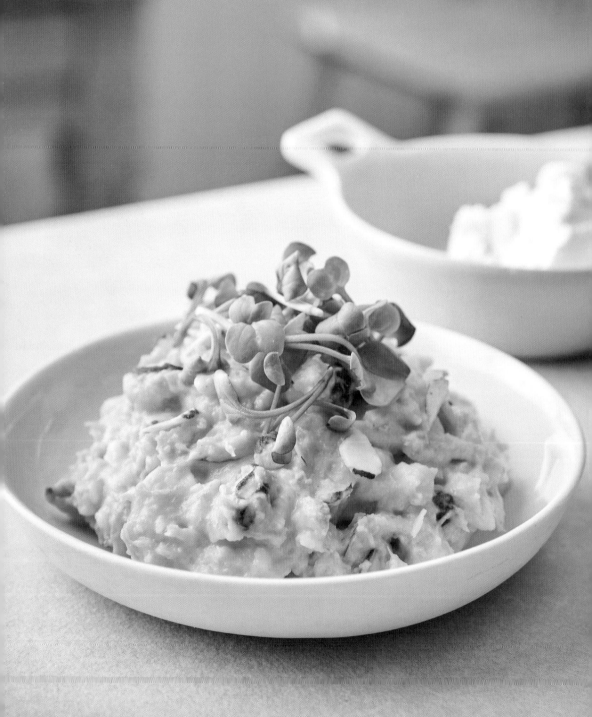

雙瓜鮮蔬沙拉

1 人份 卡路里：162 大卡 / 蛋白質：2 公克

材料：2 人份

南瓜 80 公克
地瓜 60 公克
葡萄乾 10 公克
杏仁片 10 公克
嫩芽蔬菜 少許（可省略）
美乃滋 60 公克（3 大匙）
鹽少許

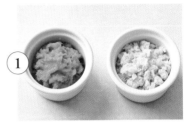

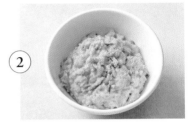

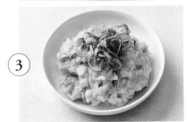

製作

1 將南瓜和地瓜洗淨放入蒸鍋中蒸熟後，適當地切塊並壓成泥。

2 在南瓜泥和地瓜泥中加入葡萄乾、杏仁片、美乃滋、鹽，充分攪拌均勻。

　tip 依個人口味，添加水煮蛋或優格也很適合。

3 盛裝至碗裡，放上嫩芽蔬菜和杏仁片點綴即可完成食用。

韭菜根因為長得像人參的根鬚，所以又被叫做「參菜」，同時具有甜味、苦味、辛味三種豐富多元的口感，含有必需胺基酸、皂苷，有助於恢復元氣。清脆的韭菜根加上能夠暖身的韭菜，一起用醋辣醬拌勻，就是一道美味不在話下的健康配菜。

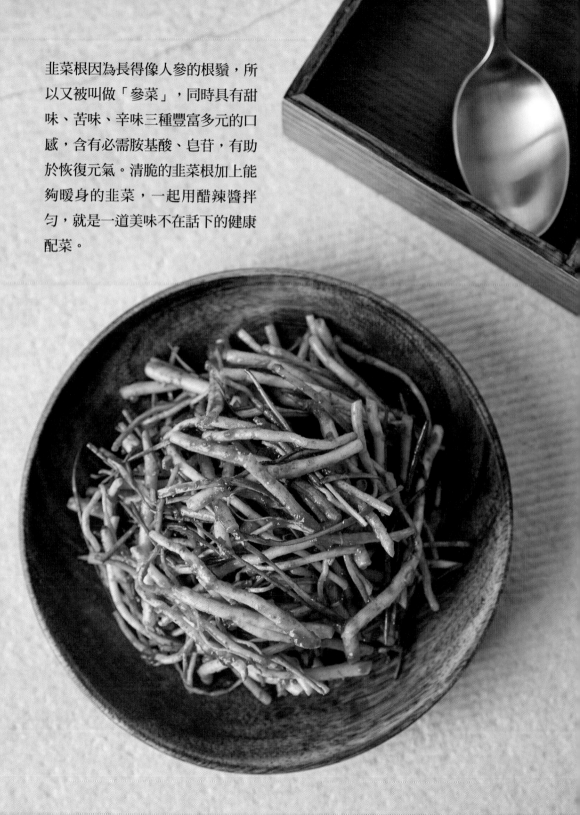

涼拌韭菜、韭菜根

1 人份 卡路里：*77* 大卡 / 蛋白質：*4* 公克

材料：2 人份

韭菜根 50 公克
韭菜 20 公克

涼拌醬料

醋辣醬* 20 公克（1 大匙）
麻油、白芝麻各少許

*醋辣醬（參照 p.40）
辣椒醬 100 公克
果寡糖糖漿 70 公克

醋 35 公克
蘋果、水梨各 30 公克
蒜末 25 公克
細辣椒粉 8 公克（1 大匙）
檸檬汁 4 公克
白芝麻少許

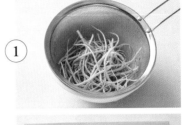

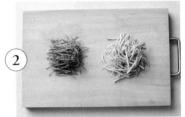

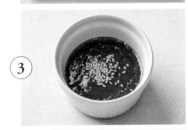

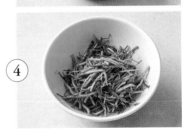

製作

1　將韭菜根的根鬚用流動的水洗淨，接著過篩瀝乾水分。

2　等水分完全瀝乾後，將韭菜根和韭菜切成一口大小。

3　將涼拌醬料的所有材料充分攪拌均勻。

4　將韭菜根和韭菜放在一起，用涼拌醬料充分拌勻即完成。

*譯註：韓文漢字為「三菜」，指此菜同時含有甜味、苦味、辛味等三種味道；或為「參菜」，指此菜形似人參的根鬚。韓文中也有別名稱之為韭菜根，可找到中文資料（非台灣），故譯為韭菜根。

草石蠶（又稱素冬蟲）*是長在地下的匍匐莖，形狀長得像蠶，吃起來的口感脆脆的，是一種很有趣的蔬菜。做成醬菜放入冰箱冷藏的話，隨時都能拿出來享用，非常適合搭配清粥一類的簡單料理。草石蠶中含有豐富的膽鹼（Choline），可以刺激並促進大腦功能、預防老人癡呆，還有幫助增進記憶力的苯乙醇（Phenylethanoid）等成分，十分推薦作為餐桌上的常客。

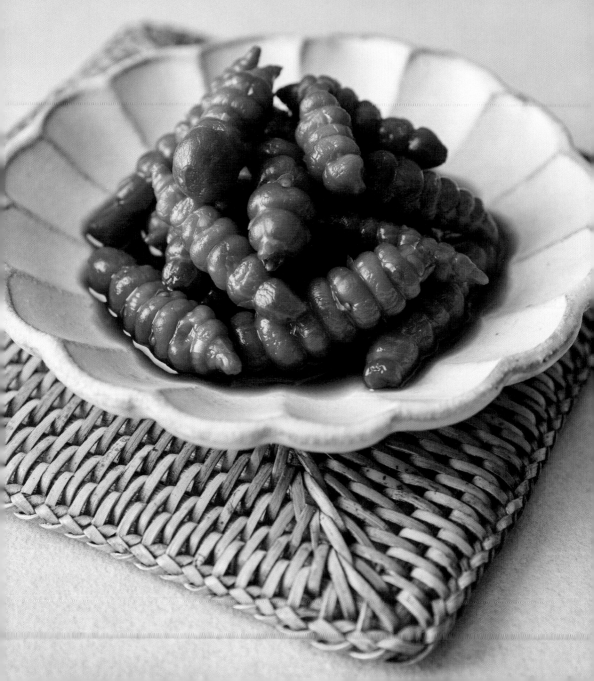

醬漬草石蠶

1 人份 卡路里：61 大卡 / 蛋白質：2 公克

材料：10 人份

草石蠶 800 公克

醃漬醬汁
醬油 400 公克
果寡糖糖漿、醋各 200 公克
蔬菜高湯 200 公克

*蔬菜高湯（參照 p.41）
白蘿蔔 500 公克
洋蔥 100 公克
蔥 50 克
昆布 35 公克
乾香菇 5 公克
水 2 公升

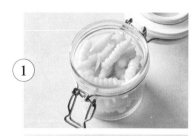

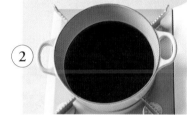

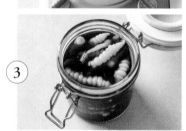

製作

1 將草石蠶洗淨後，放入熱水消毒過的玻璃瓶中備用。

2 醬油、果寡糖糖漿、醋、蔬菜高湯倒入湯鍋中煮滾，靜置冷卻。

3 把完全冷卻的醃漬醬汁倒入裝有草石蠶的瓶子裡，放入冰箱冷藏保存即可。

*編註：草石蠶可於中藥店詢問，在澎湖地區也有種植販售。口味如百合，有微微中藥味。

把富含膳食纖維的青花筍稍微汆燙，和有著滿滿蛋白質的雞里肌肉放一起，就能做成一道可口沙拉。青花筍和綠花椰菜長得類似，但兩者不同，青花筍是芥藍菜與綠花椰配交後的新品種。青花筍的莖很嫩，可以完整攝取莖部的營養素。雖然是沙拉料理，不過由於是用煮熟的蔬菜代替生菜，因此免疫力下降時也可以盡情享用。

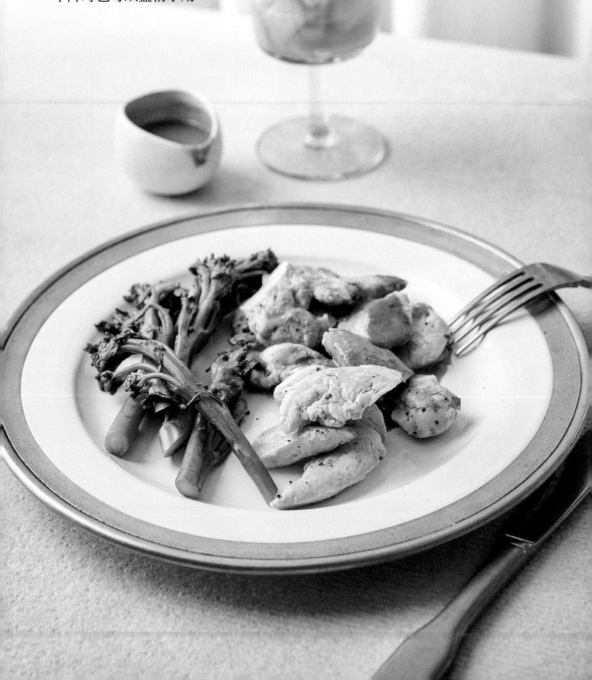

青花筍雞肉佐白芝麻醬

1 人份 卡路里：152 大卡 / 蛋白質：13 公克

材料：2 人份

青花筍 70 公克
雞里肌肉 40 公克
橄欖油少許

雞肉醃料
鹽少許
胡椒粉少許

白芝麻醬
白芝麻 8 公克（1 大匙）
醬燒醬料* 15 公克（3/4 大匙）
麻油少許

*醬燒醬料（參照 p.39）
醬油 200 公克
果寡糖糖漿 150 公克
蒜末 20 公克
胡椒粉少許
香菇粉、胡蘿蔔粉
（自由添加）各 0.1 公克

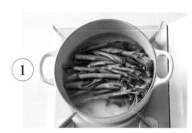

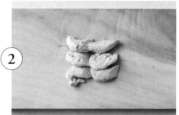

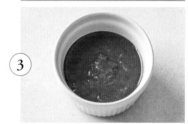

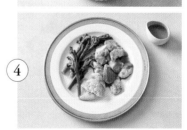

製作

1 削去青花筍莖部過粗的纖維，在滾水中放入少
   許鹽後汆燙至熟。

2 雞里肌肉用鹽和胡椒粉抓醃調味，放入加了橄
   欖油的平底鍋裡煎，煎好後切成一口大小。

3 將白芝麻、醬燒醬料、麻油倒入果汁機攪打，
   製成白芝麻醬。

4 汆燙好的青花筍和煎好的雞里肌肉盛裝在盤子
   裡，搭配白芝麻醬一起上桌即完成。

   tip 免疫力低下時，可以用殺菌的水果罐頭代替白芝
   麻醬。

儘管球芽甘藍的體積迷你，營養成分卻極為豐富，既適合當成配菜，也適合做成魚料理或肉料理的副餐。球芽甘藍中富含維生素K，若想提高吸收率，關鍵就是要拌入橄欖油一起烘烤。維生素K是一種能幫助血液凝固、轉化鈣質並強化骨骼的營養素，因為屬於脂溶性，所以和油一起烹調才有效果。

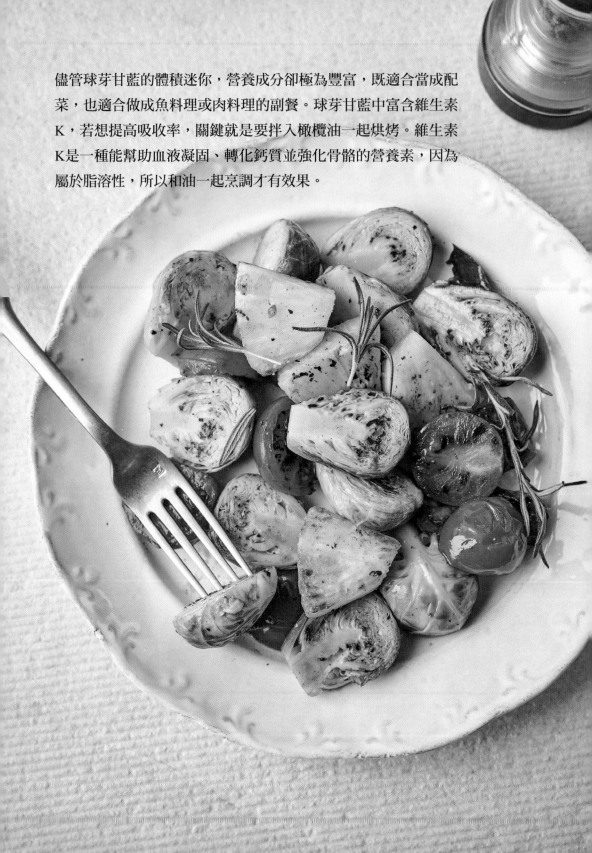

烤球芽甘藍

1 人份 卡路里：67 大卡 / 蛋白質：5 公克

材料：2 人份

球芽甘藍 70 公克
小番茄、鳳梨各 50 公克
鹽、胡椒粉各少許
橄欖油少許

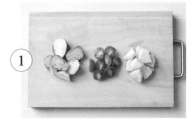

製作

1 球芽甘藍和小番茄分別洗淨後對半切開，鳳梨
   削皮切成一口大小。

2 在滾水中加少許鹽，放入球芽甘藍汆燙3分鐘，
   撈起備用。

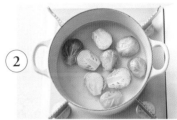

3 將球芽甘藍、小番茄、鳳梨放在一起，加入
   鹽、胡椒粉、橄欖油稍微攪拌一下。

   tip沒有橄欖油時，可以用葡萄籽油或大豆油代替。

4 把拌好的蔬菜和水果放入預熱200℃的烤箱中，
   烤15分鐘。

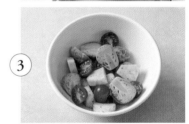

   tip 球芽甘藍中豐富的維生素K屬於脂溶性，淋上橄
   欖油或放入杏仁、核桃等堅果類一起烘烤的話，可
   以提高人體的吸收率。如果家裡有迷迭香一類的香
   草，也可以加入一起烘烤或做最後的點綴。

尖頭高麗菜含有包括蘿蔔硫素在內的多種抗氧化成分，有助於預防癌症、增強免疫力。尖頭高麗菜的味道比一般高麗菜清甜，口感介於高麗菜和萵苣之間，可以生吃。由於尖頭高麗菜本身就很美味，所以簡單在平底鍋裡稍微煎一下就可以享用了。

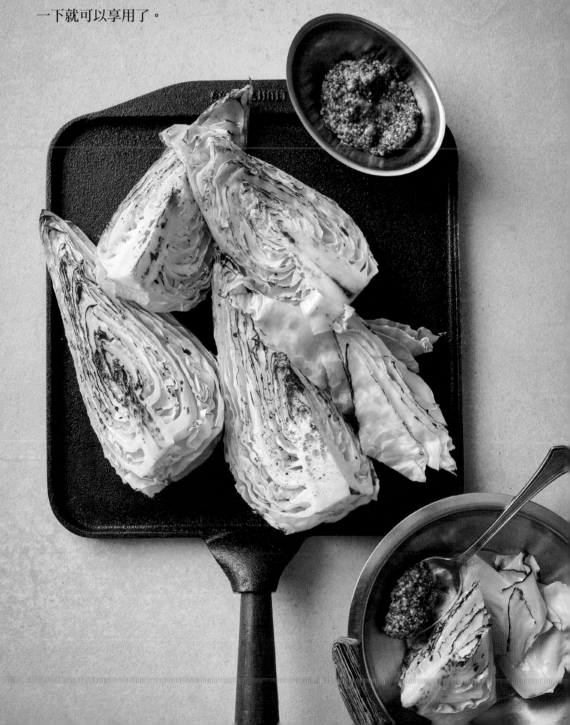

香煎尖頭高麗菜

1 人份 卡路里：36 大卡 / 蛋白質：2 公克

材料：2 人份

尖頭高麗菜 100 公克
芥末籽醬 10 公克（2/3 大匙）
鹽、胡椒粉各少許
橄欖油少許

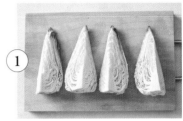

製作

1　將尖頭高麗菜豎著切成4到6等分的半月形。

　　tip 如果沒有尖頭高麗菜，可以用一般高麗菜製作。

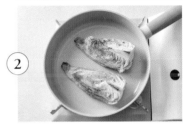

2　在預熱好的平底鍋裡倒入橄欖油後，放入切好
　　尖頭高麗菜，用鹽和胡椒粉調味，把表面煎
　　得稍微焦黃。

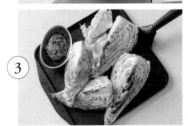

3　盛裝在盤子裡，再搭配芥末籽醬一起端上餐桌
　　即完成。

球狀的布拉塔起司是一種未經過乾燥的新鮮起司，外觀和莫札瑞拉起司相似，但味道更為濃郁，擁有含量豐富的鈣質和蛋白質。把布拉塔起司對半切開就會有鮮奶油流出，好好運用這個鮮奶油的風味，即使沒有另外添加淋醬也可以帶出食材的美味。

布拉塔起司沙拉

1 人份 卡路里：179 大卡 / 蛋白質：9 公克

材料：2 人份

布拉塔起司 50 公克　　　無花果乾 50 克
萵苣 50 公克　　　　　　杏仁 10 公克
芝麻葉 30 公克　　　　　蜂蜜 20 公克（1 大匙）
小番茄 200 公克
嫩葉蔬菜 20 公克

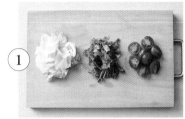

製作

1　將萵苣和芝麻葉洗淨後剁成一口大小，小番茄
　洗淨後對半切開。

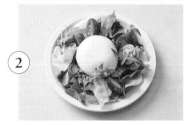

2　在盤中依序放入萵苣、芝麻葉、小番茄、嫩葉
　蔬菜，接著把布拉塔起司放在中間位置。

3　乾燥的無花果和杏仁切成適合食用的大小，最
　後和蜂蜜一起上桌即完成。

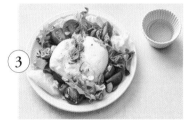

　tip 若搭配上新鮮的無花果，香氣和味道會更好。

昆布中豐富的膳食纖維可以促進腸道蠕動，有助於代謝、排便。在昆布裡放入各式各樣的蔬菜，像壽司捲一樣捲起來享用，味道、營養和視覺效果就能瞬間升級。將餡料的蔬菜稍微變換，便能品嘗到更多不同的口味。

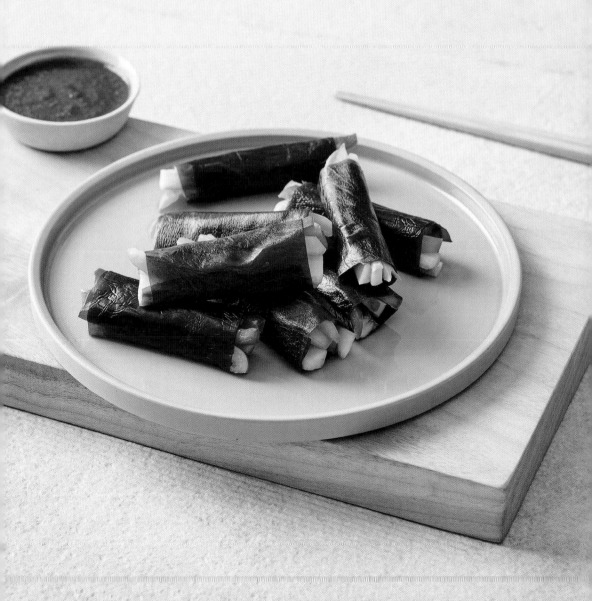

昆布蔬菜捲

1 人份 卡路里：30 大卡 / 蛋白質：3 公克

材料：2 人份

鹽漬昆布 100 公克　　　醋 35 公克
小黃瓜 70 公克　　　　蘋果、水梨各 30 公克
紅椒、黃椒各 20 公克　蒜末 25 公克
醋辣醬* 60 公克（3 大匙）　細辣椒粉 8 公克（1 大匙）
　　　　　　　　　　　檸檬汁 4 公克
*醋辣醬（參照 p.40）　白芝麻少許
辣椒醬 100 公克
果寡糖糖漿 70 公克

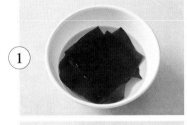

製作

1　鹽漬昆布用流動的水清洗2至3次，接著放入冷
　水中浸泡20分鐘，去除鹹味。

　tip 除了昆布之外，也可以使用海帶、海帶芽一類的
　海藻食材。

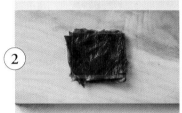

2　將昆布放入滾水中煮2分鐘，用冷水沖洗後擠
　乾水分，攤平並切成6公分長的方形。

3　小黃瓜、紅椒、黃椒切成和昆布差不多長的條
　狀備用。

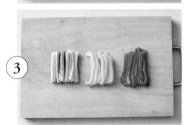

4　在昆布裡放上切絲的小黃瓜、紅椒、黃椒，像
　捲壽司一樣捲起來。

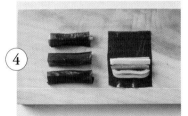

5　昆布蔬菜捲盛裝在盤子裡，搭配醋辣醬一併上
　桌即完成。

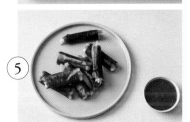

PART
3

快速完成的抗癌便當

接受癌症治療的過程中，在接觸到像是較鹹、油膩、或是太辣的菜餚，往往會覺得有負擔。尤其外食有許多刺激性的食物，吃起來十分艱辛。這種時候建議最好能準備營養密度高、外觀讓人食指大動的抗癌便當。

本章介紹的便當食譜，都是氣味清淡、幾乎沒有水分、不易變質、便於攜帶及保存的食物。做完癌症手術、回歸職場上班後，如果想要持續抗癌、管理健康，或是想和朋友聚餐又無法一同外出用餐時，請務必選用本章菜色來享用。

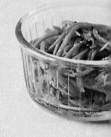

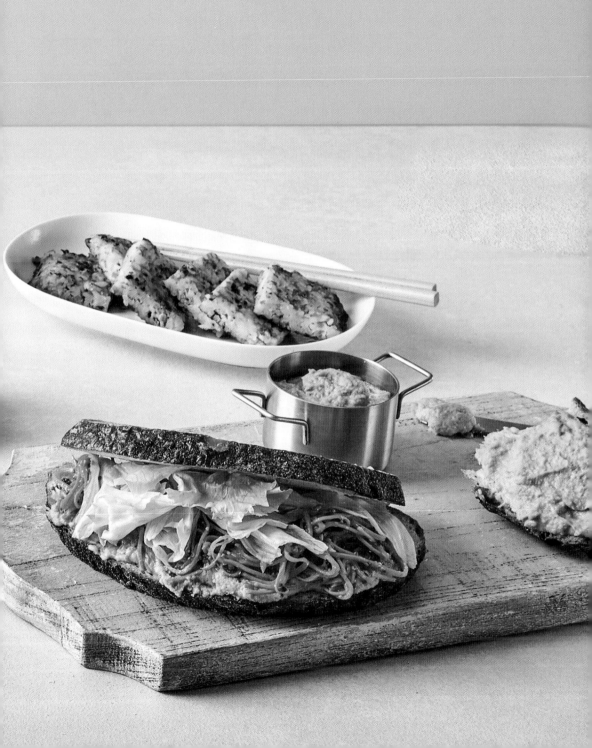

蓮藕是適合一次攝取到多種礦物質的代表性蔬菜。每100公克蓮藕的含鈣量是每日建議攝取量的4%，而鐵質和鎂離子各佔6%、磷質佔10%、鉀離子佔16%。蓮藕的營養密度相當高，除了礦物質以外，維生素C、膳食纖維的含量也不容小覷。

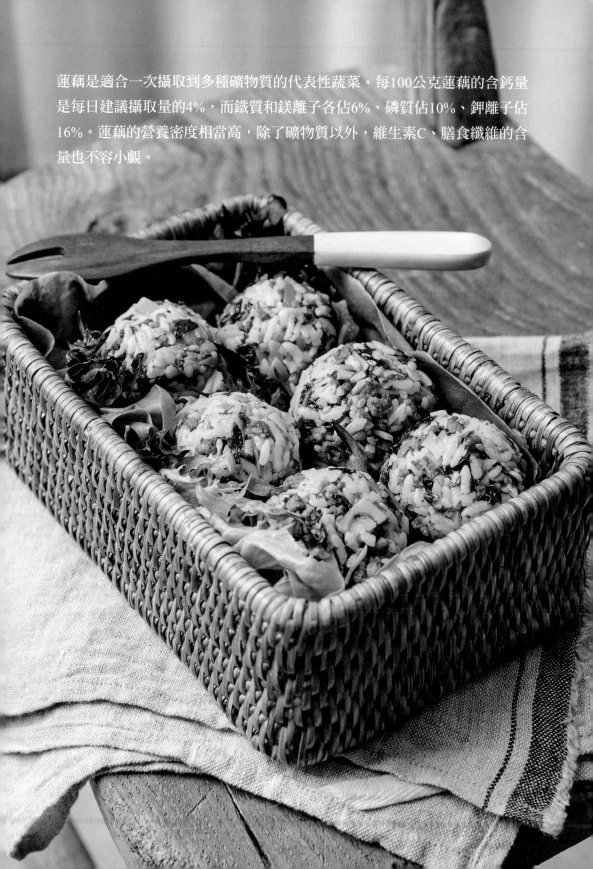

蓮藕海苔酥飯糰

1 人份 卡路里：515 大卡 / 蛋白質：19 公克

材料：2 人份

白米飯 400 公克
蓮藕 100 克
牛絞肉 100 克
胡蘿蔔 20 公克
海苔酥 16 公克
麻油、白芝麻各少許

蓮藕調味料

薑黃粉少許
鹽少許
水 60 毫升

牛肉醃料

鹽、胡椒粉各少許
麻油少許

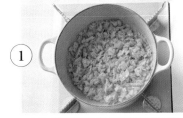

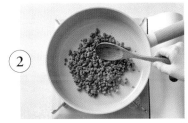

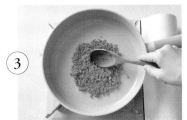

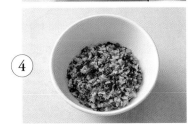

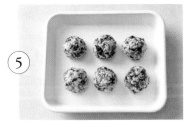

製作

1 先將蓮藕切成薄片，再切成小丁，加入薑黃粉、鹽和水煮5分鐘。

2 牛絞肉放入鹽、胡椒粉、麻油一起翻炒。

3 胡蘿蔔也切成和蓮藕差不多大的小丁，翻炒後備用。

4 在白飯裡放入煮熟的蓮藕、翻炒好的牛肉和胡蘿蔔、海苔酥、麻油、白芝麻，充分攪拌均勻備用。

   tip 如果沒有海苔酥，改放海苔絲或涼拌海藻等，也很適合。

5 把步驟④拌好的白米飯分成方便食用的大小，捏成圓形即完成。

豆皮是豆腐炸過後的食材，質地會變得稍微硬一點，不僅有獨特的口感，也能大幅提高保存效果，適合用於各色料理中。市面上販售的豆皮種類繁多，建議可以多多嘗試更換不同的餡料來製作豆皮捲。

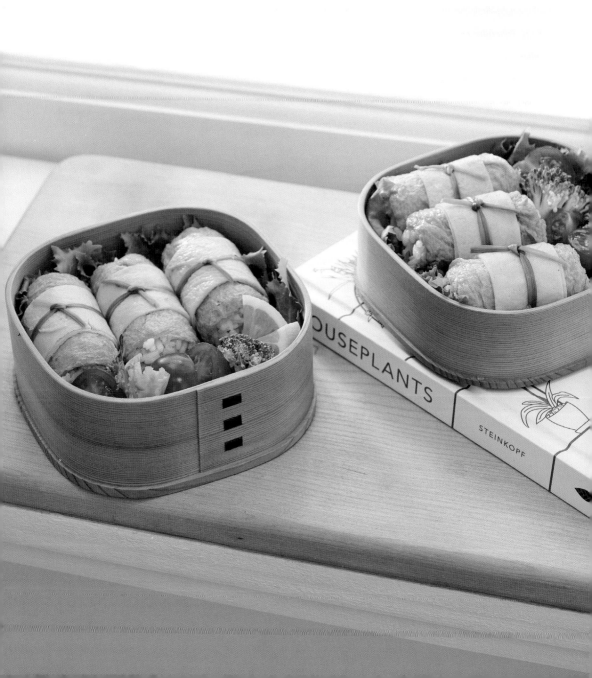

糙米飯豆皮捲

1 人份 卡路里：888 大卡 / 蛋白質：46 公克

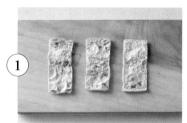

材料：2 人份

糙米飯 400 公克	**甜醋汁**
豆皮 180 公克（12 塊）	醋 12 公克（2 又 1/2 小匙）
雞蛋 100 公克（2 顆）	菜糖 6 公克（1/2 大匙）
蟹肉棒 120 公克	鹽少許
水芹菜少許	檸檬汁少許
黑芝麻少許	
鹽少許	
食用油少許	

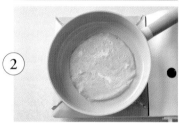

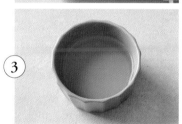

製作

1　將豆皮淋上熱水後將水分瀝乾，再鋪平攤開成一大片。

　　tip 在豆皮上淋熱水，不僅可以去除豆皮的油分，也更容易攤開。

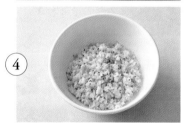

2　將雞蛋打散、用鹽調味後，倒入放好油的平底鍋裡煎出一層薄薄的蛋皮。

3　把甜醋汁的所有材料混和均勻備用。

4　在糙米飯裡加入甜醋汁和黑芝麻充分拌勻。

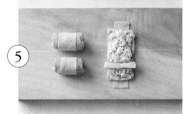

5　在蛋皮放上攤平的油豆腐後，鋪一層糙米飯再放上蟹肉棒捲起來。

6　水芹菜放入滾水中稍微汆燙。用水芹菜將豆腐捲綁起來即完成。

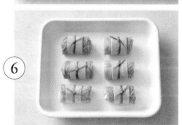

對身體有益的鷹嘴豆富含植物性蛋白質、鈣質，還有多種礦物質及多種維生素，所以又被稱為超級食物。簡單加上番茄醬汁調味，就是一道滋味鮮美、讓人心情愉悅的菜色。只要有常備的番茄醬汁，再怎麼忙碌的早晨都能輕鬆完成這道鷹嘴豆番茄燉菜。如果是盛裝到保溫便當盒外出帶著，連午餐時間也變得令人萬分期待！

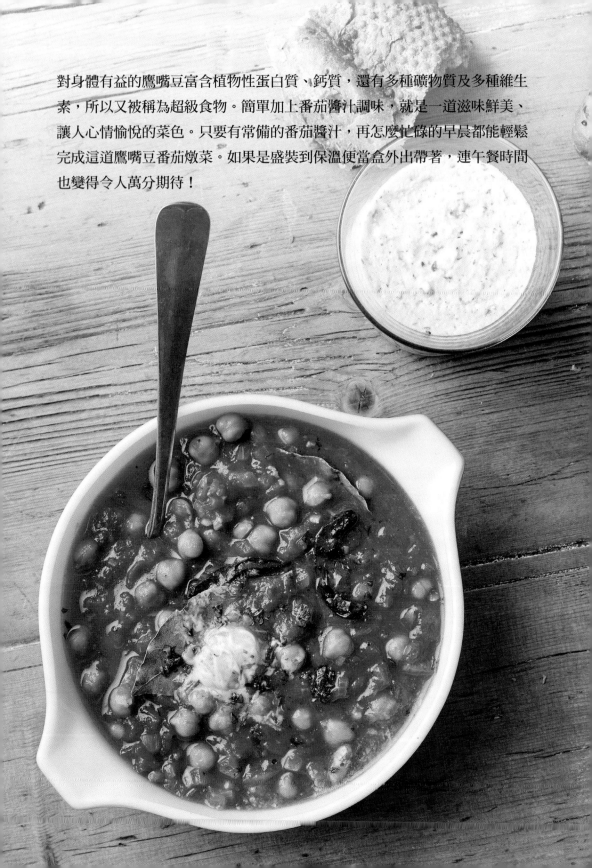

鷹嘴豆番茄燉菜

1 人份 卡路里：196 大卡 / 蛋白質：6 公克

材料：2 人份

鷹嘴豆 30 公克
果寡糖糖漿 4 公克（1/2 小匙）
鹽、胡椒粉各少許
乾辣椒 2 根
乾羅勒葉少許
乾月桂葉 1 片
無鹽奶油 5 公克
牛肉高湯* 50 公克
水 200 毫升

洋蔥 80 公克
蒜末 6 公克（1 小匙）
紅酒 20 公克
橄欖油 15 公克
（1 又 1/4 大匙）

*牛肉高湯（參照 p.42）
牛肉（牛胸腹肉）200 公克
洋蔥、蔥各 50 公克
大蒜 25 公克
胡椒原粒少許
水 1 公升

番茄醬汁

整粒番茄（罐頭）200 公克

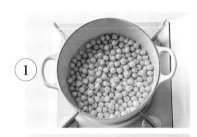
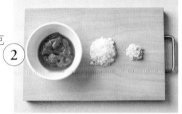
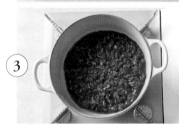
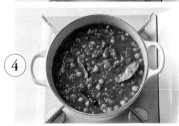
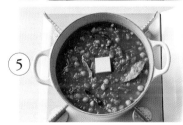

製作

1 將鷹嘴豆放入水中充分浸泡4小時，再放入水中煮20分鐘。

   tip 可以選擇泡開乾燥的鷹嘴豆煮熟後使用，也可以選擇用鷹嘴豆罐頭。還可以用紅腎豆、扁豆、花豆等其他豆類代替鷹嘴豆。

2 將整粒番茄從罐頭取出，和洋蔥一起切成丁。

3 在平底鍋裡倒入橄欖油，將洋蔥丁和蒜末翻炒至金黃色，放入番茄和紅酒燉煮。

4 番茄醬汁燉到一定程度後，放入煮熟的鷹嘴豆、果寡糖糖漿、鹽、胡椒粉、乾辣椒、羅勒葉、月桂葉，並倒入牛肉高湯和水煮滾。

5 等醬汁變得濃稠後，放入奶油攪拌，待其完全融化後即完成。

中式料理中常見的黑木耳是富含維生素D和膳
食纖維的健康食物，口感細滑有嚼勁、耐煮
不易爛，非常適合在煮飯時一併放入。香菇
營養飯裡的香菇香氣濃郁、木耳口感清脆，
推薦大家用來當一頓豐盛便當料理的主角！
再放入一點南瓜或栗子也很美味。

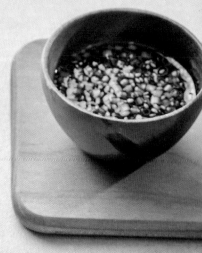

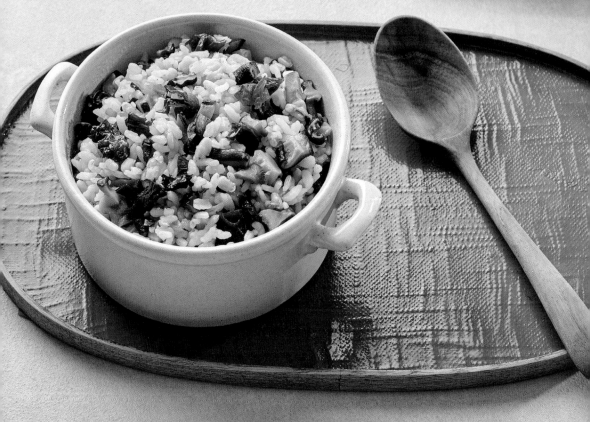

香菇營養飯

1 人份 卡路里：408 大卡 / 蛋白質：11 公克

材料：2 人份

糙米、白米各 80 公克
燕麥、綠豆各 20 公克
乾香菇 8 公克（2 朵）
乾木耳 6 公克
麻油 4 公克（1 小匙）
蔬菜高湯* 200 公克

*蔬菜高湯（參照 p.41）
白蘿蔔 500 公克
洋蔥 100 公克
蔥 50 克
昆布 35 公克
乾香菇 5 公克
水 2 公升

調味醬汁

醬油 16 公克（2 又 2/3 小匙）
珠蔥花少許
麻油、白芝麻各少許

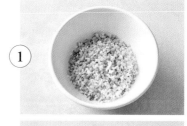

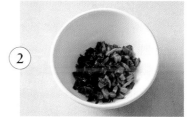

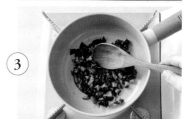

製作

1 糙米、白米、燕麥、綠豆用流動的水洗淨後，
加水蓋過表面充分浸泡。

2 將乾香菇和乾木耳放在水裡泡開，接著切成小
丁並完全擠乾水分。

3 在擠乾水分的香菇和木耳裡，加入少許麻油抓
醃拌勻，或是在鍋中倒入少許麻油翻炒。

tip 用新鮮香菇代替乾香菇也很適合。

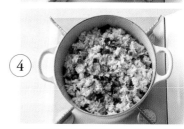

4 在湯鍋裡放入泡好的五穀和步驟③的香菇、木
耳，倒入蔬菜高湯開始煮飯。

5 將調味醬汁的所有材料充分攪拌均勻後，一併
端上餐桌即完成。

tip 可以根據不同的季節放入當季的蔬蕾或韭菜等，
與調味醬汁拌著吃會更好吃。

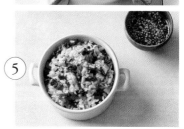

鴨肉含有蛋白質、鈣質、磷質、鐵質、維生素B_1、維生素B_2和維生素C等，從很早以前就被公認是一項能幫助增強體力的食物。有些人可能會因為鴨肉的特殊氣味而難以下嚥，如果遇到這種情況，建議可以選用燻鴨。燻製過的鴨肉和酸酸甜甜的鳳梨非常適合一起料理，鳳梨的香氣能帶出鴨肉風味，鳳梨酵素還能幫助肉類的消化，好處多多！

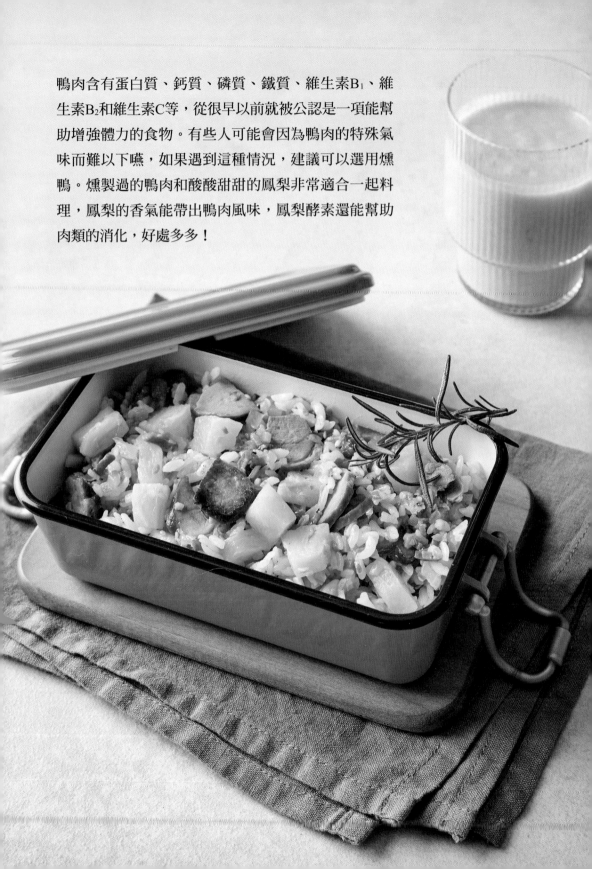

燻鴨鳳梨炒飯 ——————

1 人份 卡路里：784 大卡 / 蛋白質：24 公克

材料：2 人份

白米飯 400 公克
燻鴨 200 公克
新鮮鳳梨 100 公克
櫛瓜、胡蘿蔔、洋蔥各 40 公克
醬油少許
鹽、胡椒粉各少許
白芝麻少許
無鹽奶油 10 公克
橄欖油 20 公克（1 又 2/3 大匙）

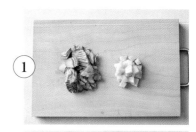

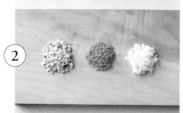

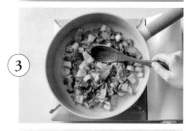

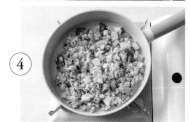

製作

1　將燻鴨肉和鳳梨片切成1公分大小的塊狀。

2　櫛瓜、胡蘿蔔、洋蔥分別切成小丁。

3　在平底鍋裡倒入橄欖油，先放入櫛瓜、胡蘿蔔、洋蔥翻炒，再放入鳳梨和燻鴨肉拌炒。

4　待蔬菜和鴨肉熟得差不多時，放入白米飯、醬油、鹽、胡椒粉，充分攪拌翻炒，接著放入奶油和白芝麻拌勻即完成。

tip 鴨肉的油脂幾乎是動物性脂肪中，唯一不會在常溫下凝固的油，而這是由於和其他動物性脂肪相比之下，鴨油中的不飽和脂肪酸比例更高。可能會有人過度美化這項特點而刻意攝取鴨油，但鴨肉的脂肪中也含有飽和脂肪酸，因此不建議這麼做。

蔬菜麵是指將蔬菜切成麵條的形狀，或是用螺旋刨絲器將蔬菜旋轉切削得像麵條一樣。像胡蘿蔔或是綠花椰菜的莖，只要是圓柱形且質地較硬的蔬菜都可以製成蔬菜麵，讓你完全不需要麵粉就能享受吃麵的樂趣。

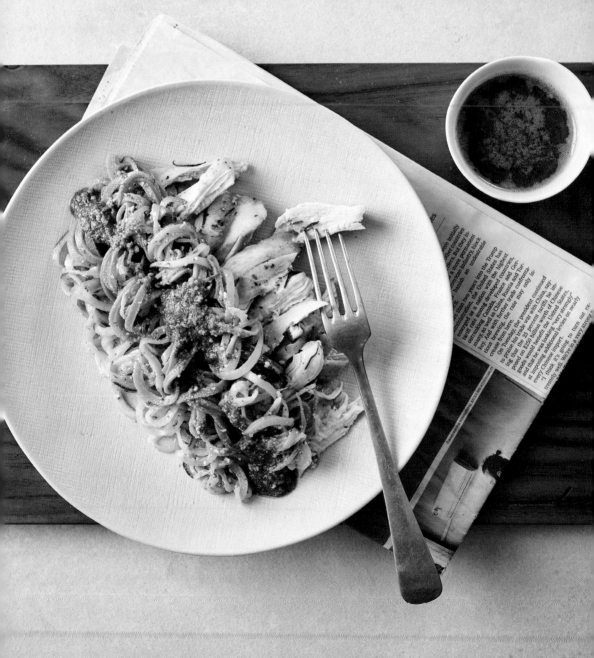

香煎雞肉蔬菜麵

1 人份 卡路里：254 大卡 / 蛋白質：26 公克

材料：2 人份

雞胸肉 200 公克
小黃瓜、櫛瓜各 100 公克
胡蘿蔔 40 公克
綠橄欖、黑橄欖各 20 公克
羅勒醬* 40 公克（2 大匙）
白芝麻少許
橄欖油 10 公克
（2 又 1/2 小匙）

雞肉醃料
鹽、胡椒粉各少許
迷迭香末少許

*羅勒醬
羅勒、帕瑪森起司各 20 公克
腰果、核桃各 20 公克
蒜末 2 公克（1/2 小匙）
鹽 2 公克（1/2 小匙）
橄欖油 40 公克
（3 又 1/3 大匙）

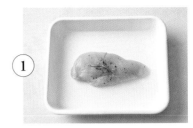

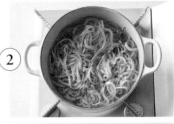

製作

1　雞胸肉撒上鹽、胡椒粉、迷迭香抓醃後，待其熟成。

2　將小黃瓜、櫛瓜、胡蘿蔔用蔬果刨絲器削成麵條狀，放入滾水中稍微汆燙。

3　綠橄欖、黑橄欖切成圓片。

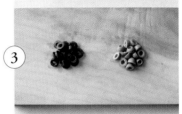

4　把羅勒醬的所有材料放入果汁機攪打均勻。

　　tip 羅勒醬也可以使用市售的現成產品。如果沒有羅勒，可以用茴芹或水芹菜代替也很適合。

5　在預熱好的平底鍋裡倒入橄欖油，將雞胸肉煎8分鐘，再用手撕成適合食用的大小。

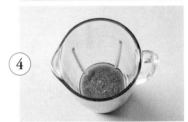

6　在平底鍋裡倒入羅勒醬和步驟②的麵條、橄欖片，稍微翻炒。

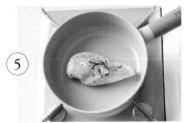

7　最後把撕好的雞胸肉和翻炒好的麵盛裝在盤子裡，撒上白芝麻即完成。

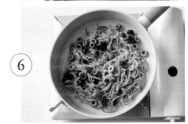

烘蛋是像在歐姆蛋的煎蛋中加入蔬菜、肉、起司等食材做成的義大利料理。厚度比歐姆蛋更厚，煎出來的感覺就像是厚厚的雞蛋披薩一樣。義大利烘蛋可以直接享用，拿來當作三明治裡的內餡材料也十分美味。好吃只是基本，視覺效果看起來更是讓人垂涎欲滴，有這道料理就營養滿分！

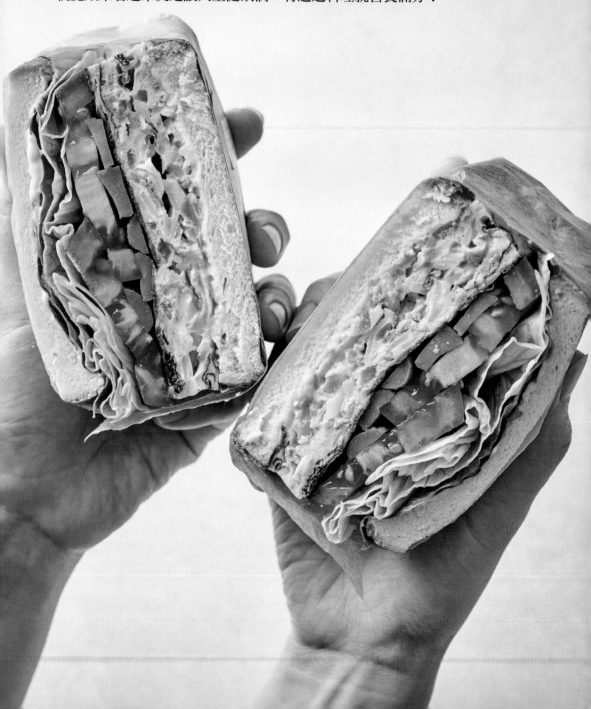

義大利烘蛋三明治

1 人份 卡路里：610 大卡 / 蛋白質：21 公克

材料：2 人份

吐司（三明治用）　　　*義大利烘蛋（400 公克）
120 公克（4 片）　　　雞蛋 200 公克（4 顆）
蘿蔓萵苣、萵苣各 20 公克　培根 50 公克
熟透的新鮮番茄 60 公克　馬鈴薯、洋蔥、菠菜各 50 公克
酸黃瓜 60 公克　　　　牛奶 50 公克
義大利烘蛋* 200 公克　　帕瑪森起司 10 公克（1 大匙）
美乃滋 20 公克（1 大匙）　鹽、胡椒粉各少許
　　　　　　　　　　　橄欖油 10 公克
　　　　　　　　　　　（2 又 1/2 小匙）

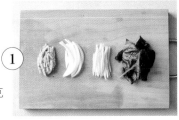

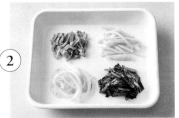

製作

1 培根切成細絲，洋蔥和馬鈴薯切成條狀。菠菜摘除枯黃的葉子後洗淨，切成 3 公分的長段。

2 在平底鍋裡倒入橄欖油，按照順序依次放入培根、馬鈴薯、洋蔥、菠菜翻炒至熟，起鍋備用。

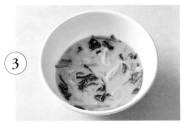

3 將雞蛋、牛奶、帕瑪森起司、鹽、胡椒粉充分攪拌均勻後，接著放入翻炒好的材料拌勻。

   tip 可以根據個人喜好換掉培根，也可以只放蛋白。

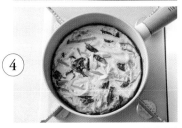

4 在預熱好的平底鍋裡倒入橄欖油，倒入步驟③的蛋液後蓋上鍋蓋，用小火慢慢煮熟。10 分鐘後掀開鍋蓋，加熱到上層也變熟。

5 番茄切成圓片，酸黃瓜切成長薄片。待義大利烘蛋靜置冷卻後，切成吐司的大小。

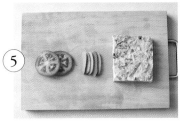

6 吐司塗上美乃滋，鋪上蘿蔓萵苣、萵苣、番茄片、酸黃瓜片、義大利烘蛋，再蓋上另一片吐司即可。

鷹嘴豆泥是非常受到中東地區歡迎的沾醬，是一道用鷹嘴豆製成的健康料理，擁有豐富的維生素和礦物質，對人體有相當的益處。鷹嘴豆泥也十分適合用來當作三明治抹醬，和奶油、果醬等不同的是，它的蛋白質更為豐富，和醃胡蘿蔔絲一起夾入三明治中，就能完成碳水化合物、蛋白質、膳食纖維三要素全面具備的簡單便當！

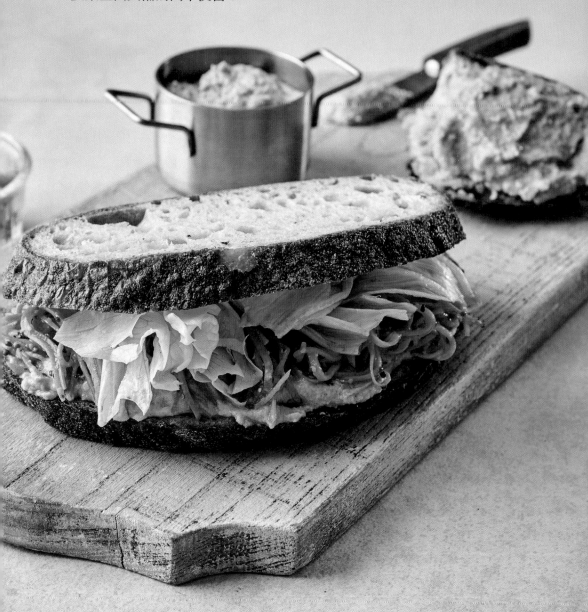

鷹嘴豆泥全麥三明治

1 人份 卡路里：414 大卡 / 蛋白質：11 公克

材料：2 人份

全麥吐司 140 公克
鷹嘴豆泥（參照 p.96）100 公克
醃胡蘿蔔絲（參照 p.166）100 公克
萵苣 40 公克

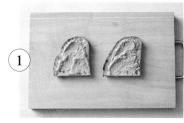

製作

1 將全麥吐司的其中一面均勻地塗上鷹嘴豆泥。
   萵苣切成吐司的大小。

   tip 鷹嘴豆泥是將煮熟的鷹嘴豆搗碎後，加入大蒜和
   油等製成的中東地區料理。無論是塗在麵包上吃或
   沾著蔬菜棒吃，都十分美味。

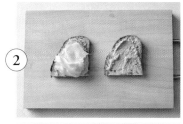

2 在抹上鷹嘴豆泥的吐司上，鋪上醃胡蘿蔔絲和
   萵苣片。

   tip 醃胡蘿蔔絲是將胡蘿蔔切成絲，用橄欖油、芥末
   籽醬等拌勻並醃製而成的料理。如果沒有醃胡蘿蔔
   絲，也可以把蘋果切成薄片放入。

3 蓋上另一片吐司即完成。

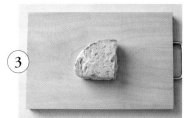

淋上富含不飽和脂肪酸的橄欖油，再用烤箱烘烤出來的各色蔬菜，可以和清脆甘甜的蘿蔓萵苣一起做成沙拉，也可以當作搭配牛排的副餐。主要可以選用馬鈴薯、地瓜、南瓜等提供飽足感，加上茄子、彩椒、櫛瓜、青椒等色彩繽紛的蔬菜穿插在其中，好吃又好看！

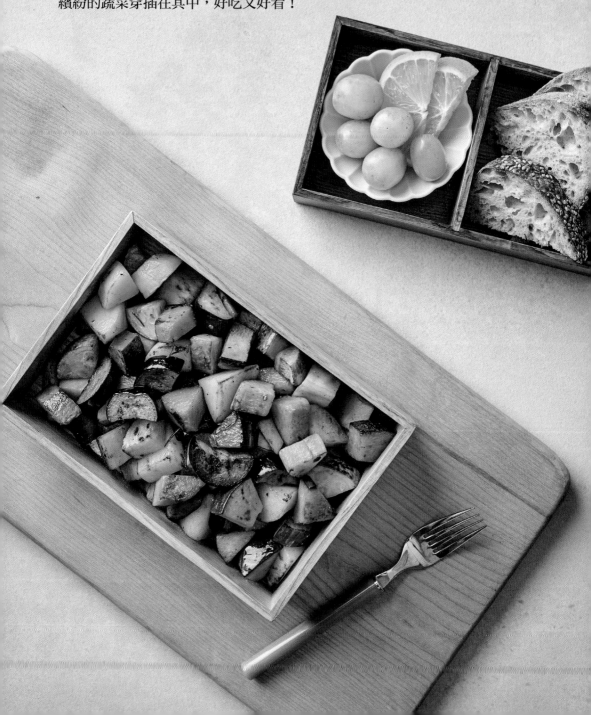

烤時蔬方塊

1 人份 卡路里：447 大卡 / 蛋白質：11 公克

材料：2 人份

南瓜、地瓜、馬鈴薯各 60 公克
茄子、櫛瓜各 60 公克
橄欖油 20 公克（1 又 2/3 大匙）
鹽、胡椒粉各少許
迷迭香少許
巴薩米克醋 10 公克（2 小匙）

配餐

黑麥麵包 200 公克
綠葡萄、柳橙各 100 公克

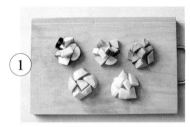

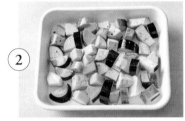

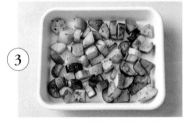

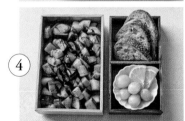

製作

1　將南瓜、地瓜、馬鈴薯洗淨後削皮，茄子、櫛瓜洗淨切成1.5公分大小的塊狀。

　　tip 建議準備煮熟時間差不多的蔬菜，像胡蘿蔔這種煮熟時間和其他蔬菜相差很大就不太適合。

2　在蔬菜上淋橄欖油，撒入鹽、胡椒粉、迷迭香醃製。

3　將醃製好的各類蔬菜，放入190℃的烤箱中烤10分鐘。

　　tip 烘烤蔬菜時，若加入鮮蝦或白肉魚等一起烘烤，就會是一道讓人更滿足的料理。

4　烘烤完的蔬菜淋上巴薩米克醋、裝入便當，搭配上黑麥麵包、綠葡萄和柳橙即完成。

這道料理不僅可以將冷飯再利用，還可以輕鬆準備好一個別具風味的便當，絕對是一舉兩得！加入冰箱裡既有的肉類和各種蔬菜，除了營養豐富，還能暢快地飽餐一頓。把色澤金黃的雞蛋飯煎餅裝進餐盒，就能開心享受幸福的午餐時光。

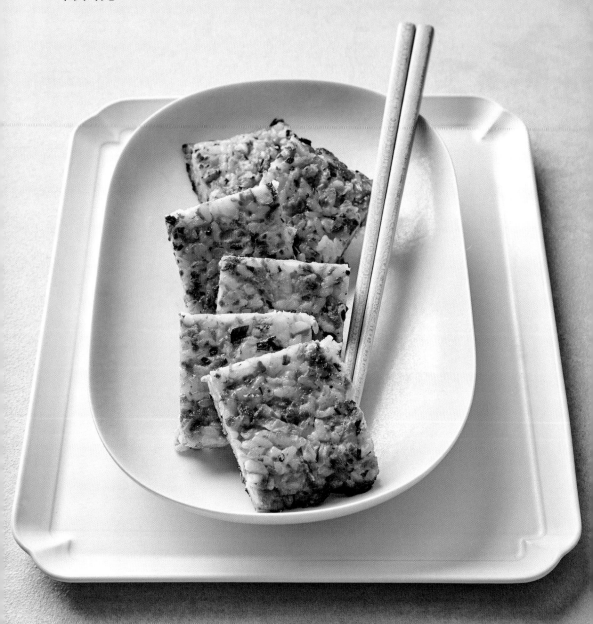

雞蛋飯煎餅

1 人份 卡路里：380 大卡 / 蛋白質：18 公克

材料：2 人份

白米飯 200 公克
豬絞肉 80 公克
洋蔥 30 公克
胡蘿蔔 20 公克
韭菜 20 公克
雞蛋 100 公克（2 顆）
煎餅粉 20 公克
橄欖油 5 公克（1 又 1/4 小匙）

豬肉醃料
鹽少許
胡椒粉少許

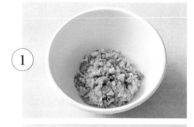

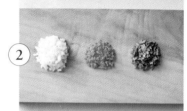

製作

1 將豬肉撒上鹽和胡椒粉，抓醃後靜置入味。

　　tip 可以根據個人喜好，用雞肉、牛肉或白肉魚來代替豬肉。

2 洋蔥和胡蘿蔔去皮後切成小丁，韭菜洗淨也切成小段備用。

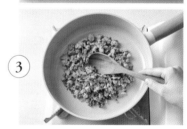

3 在預熱好的平底鍋裡倒入橄欖油，翻炒豬絞肉和蔬菜丁。

4 把炒好的豬肉、蔬菜和白飯攪拌均勻。雞蛋打散後，和煎餅粉一起加入白飯中，再次拌勻備用。

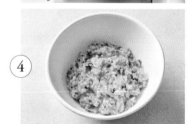

5 在預熱好的平底鍋裡倒入橄欖油，把步驟④拌好的白飯煎至兩面金黃即完成。

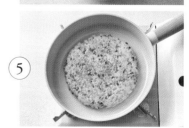

PART
4

改善胃口的一碗料理

在抗癌治療過程中沒有胃口，或對食物的味道反感時，最好準備一些能讓心情輕鬆地享用的食物，藉此提振精神和心情。若能在此時端出一碗簡單、營養均衡又別具風味的料理，絕對會大有幫助。

例如在消化不良或食欲不振的早晨，用一碗軟綿滑順的粥或濃湯代替白飯，或者也可以靈活運用平時就喜歡吃的蓋飯或麵料理，準備一頓別出心裁的餐點。以一般情況來說，把我們熟知的食材加上些許的變化或畫龍點睛，就能讓患者的用餐時間更愉快。如果透過這些努力幫助刺激食欲、讓患者的攝取量逐漸增加的話，想必一定能找回充足的體力和胃口的！

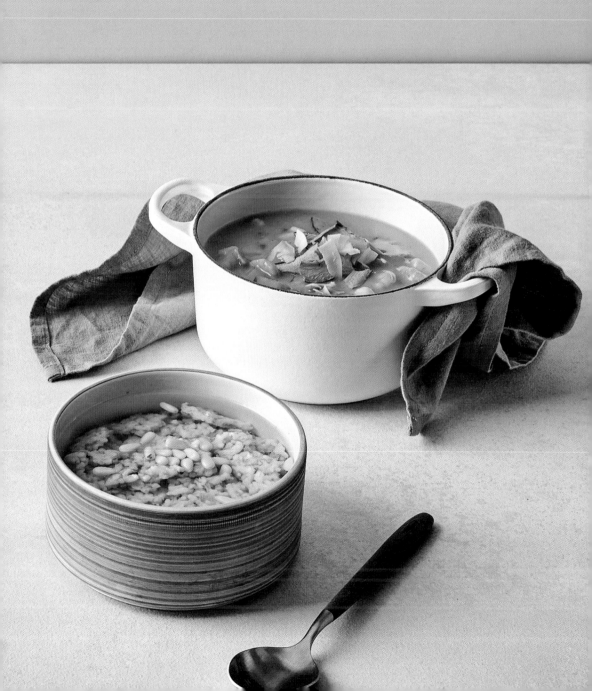

蟹肉蛋花湯裡包含了蟹肉和雞蛋，是補充蛋白質的優質湯料理。用香菇增添清淡的香氣和咀嚼口感，吃起來更美味。如果有腸道敏感、長期腹瀉等問題，也推薦這道料理作為正餐，藉此補充流失的水分、幫助攝取蛋白質。另外，也可以用蝦仁或嫩豆腐代替蟹肉。

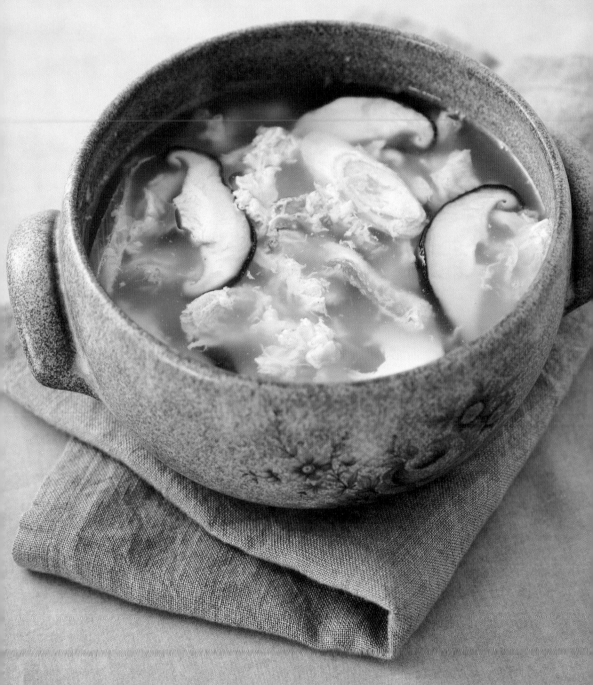

蟹肉蛋花湯

1 人份 卡路里：230 大卡 / 蛋白質：38 公克

材料：2 人份

蟹肉 100 公克

香菇 20 公克

雞蛋 100 公克（2 顆）

蔥少許

勾芡水 30 公克（2 大匙）

鹽、胡椒粉各少許

麻油少許

鯷魚高湯* 800 公克

*鯷魚高湯（參照 p.41）

大鯷魚乾 20 公克（10 條）

乾蝦 10 公克

昆布 35 公克

水 2 公升

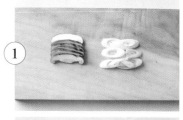

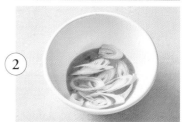

製作

1　香菇去掉菇柄後切薄片，蔥切成斜斜的大片蔥花備用。

2　將雞蛋充分打散，放進蔥花攪拌均勻。

3　鯷魚高湯煮滾後，放入蟹肉和香菇片。

4　轉小火倒入蛋液，順時針不斷攪動後，加入鹽、胡椒粉、麻油，最後用勾芡水調整濃稠度即完成。

tip 用明太魚高湯或雞肉高湯（參照p.42）代替鯷魚高湯也很合適。

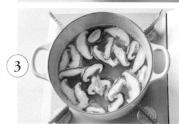

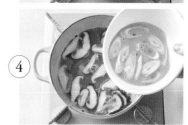

假如在抗癌治療過程中聞到食物的味道就覺得噁心、反胃，或是結束治療後的管理期間沒有胃口。那麼，香味清淡又煮得口感軟爛的鍋巴湯就是一道十分適合用來代替白飯的料理。單煮鍋巴也很好吃，不過若是再加入松子、核桃等堅果，就能享受到嘎吱嘎吱的嚼勁，還能攝取到不飽和脂肪酸、維生素B群、維生素E、礦物質等多種營養素，增添風味的同時還能補充營養！

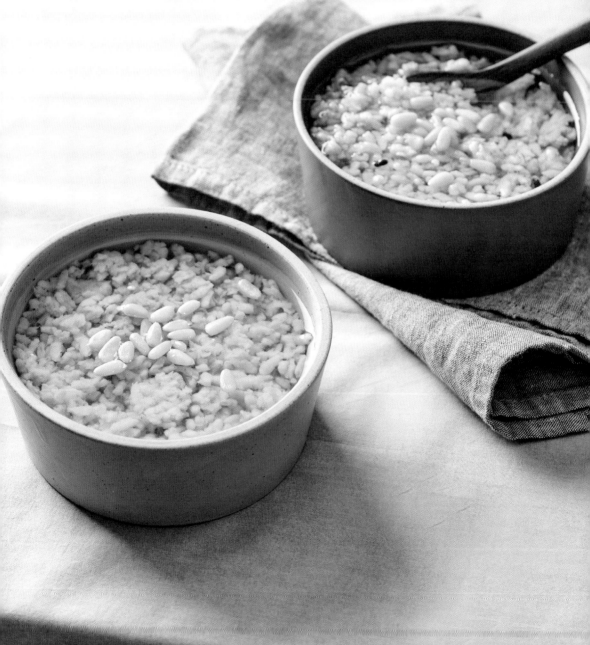

松子鍋巴湯

1 人份 卡路里：282 大卡 / 蛋白質：6 公克

材料：2 人份

市售鍋巴 100 公克	蔥 50 克
松子 30 公克	昆布 35 公克
蔬菜高湯* 800 公克	乾香菇 5 公克
	水 2 公升

*蔬菜高湯（參照 p.41）
白蘿蔔 500 公克
洋蔥 100 公克

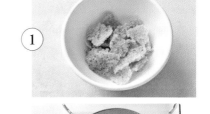

製作

1 將鍋巴切成一口大小。

2 把鍋巴塊放入湯鍋中，倒入蔬菜高湯煮滾。

    tip 用雞肉高湯（參照p.42）或牛肉高湯（參照 p.42）代替蔬菜高湯也很適合。

3 待鍋巴半軟後加入松子，再多滾一下使之入味即可食用。

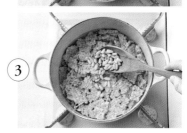

雞胸肉是脂肪含量少、蛋白質又豐富的代表性肉類；人參則是含有改善免疫力功效的皂苷，有助於體力恢復。人參雞粥將這兩種食材熬煮得口感細緻、軟綿滑順，容易消化，適合拿來當作早餐；或是在食量或精力不足的時候，當作營養點心適度補充也是一個不錯的選擇。

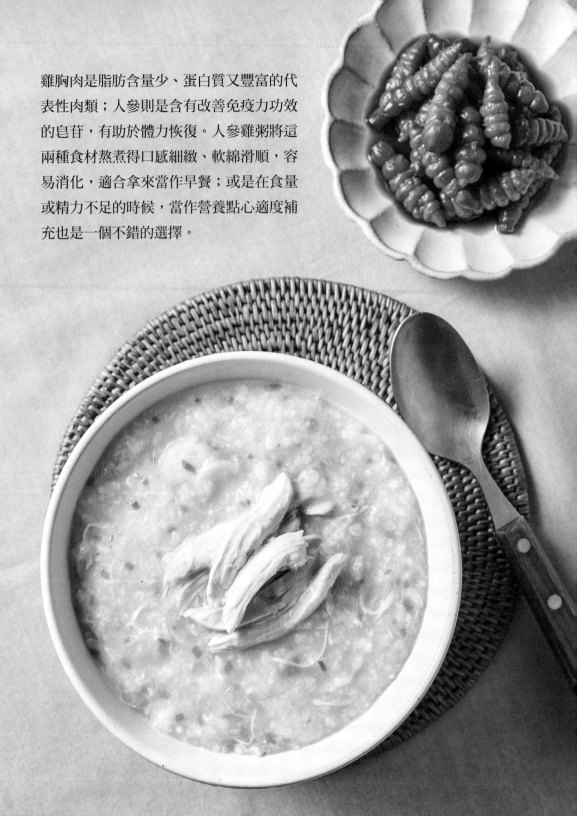

人參雞粥

1 人份 卡路里：356 大卡 / 蛋白質：16 公克

材料：2 人份

浸泡過的白米 100 克
雞胸肉 120 公克
人參、胡蘿蔔、櫛瓜各 20 公克
麻油少許
鹽、胡椒粉各少許
雞肉高湯* 800 公克

汆燙雞肉的水

蔥 25 公克
大蒜 15 公克
胡椒原粒 3 粒（或胡椒粉少許）
清酒（或燒酒）15 公克（1 大匙）
水 250 毫升

*雞肉高湯（參照 p.42）

雞肉 1 公斤
白蘿蔔 500 公克
洋蔥 250 公克
芹菜、蔥各 50 公克
大蒜 30 公克
胡椒原粒 10 粒
月桂葉 3 片
水 6 公升

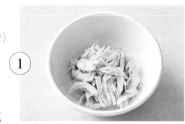
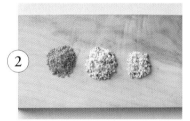
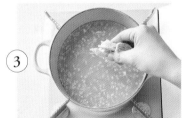
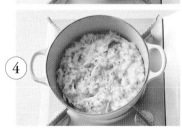

製作

1 在湯鍋中倒入水，加入蔥、大蒜、胡椒原粒、清酒煮滾，接著放入雞胸肉煮8分鐘。雞胸肉煮熟後撈出，待冷卻後用手撕成雞肉絲。

2 人參、胡蘿蔔、櫛瓜洗淨後分別切成小丁。

3 在湯鍋中倒入麻油，先將米、胡蘿蔔、櫛瓜稍微翻炒過，再倒入雞肉高湯、放入雞胸肉絲、人參，用飯匙一邊攪拌一邊煮滾。

    tip 如果沒有雞肉高湯，也可以用鰮魚高湯（參照p.41）或礦泉水代替。

4 等米粒充分膨脹、煮到變軟後，用鹽和胡椒粉調味即完成。

    tip 可以搭配醬漬草石蠶（參照p.208）一起享用，非常合適。

以韓式冬粉為主要食材的雜菜，蛋白質含量的比例相對較低，因此在抗癌食譜中建議將韓式冬粉替換為豆絲麵，讓大家在享受雜菜美味的同時，也能攝取充分蛋白質。豆腐麵或干絲是以黃豆製成，加入菌菇、蔬菜、肉類等一起翻炒，就是一道能均衡攝取所需營養成分的綜合營養餐，鋪在白飯上做成雜菜蓋飯，也相當好吃！

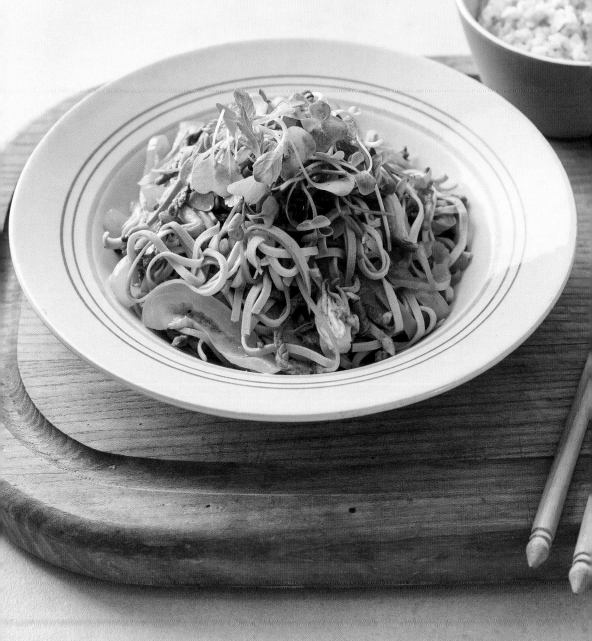

豆絲韓式雜菜 ———————— ————————

1 人份 卡路里：242 大卡 / 蛋白質：20 公克

材料：2 人份

豆腐麵/干絲 100 公克
牛肉絲 20 公克
秀珍菇 40 公克
紅椒、黃椒各 30 公克
胡蘿蔔少許
嫩葉蔬菜 20 公克
醬油 2 公克（1/3 小匙）
橄欖油 5 公克（1 又 1/4 小匙）

白芝麻少許
胡椒粉少許

*醬燒醬料（參照 p.39）
醬油 200 公克
果寡糖糖漿 150 公克
蒜末 20 公克
胡椒粉少許
香菇粉、胡蘿蔔粉
（自由添加）各 0.1 公克

雜菜調味料

醬燒醬料* 30 公克（2 大匙）
麻油 2 公克（1/2 小匙）

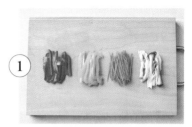

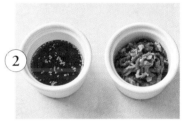

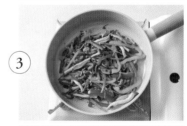

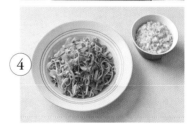

製作

1 紅椒、黃椒和胡蘿蔔洗淨後，切成絲狀，秀珍
　菇用手剝成條狀。

2 牛肉絲倒入醬油抓醃調味備用。將雜菜調味料
　的所有材料充分攪拌均勻。

3 在預熱好的平底鍋裡倒入橄欖油，放入醃製好
　的牛肉、切絲的蔬菜和蘑菇一起翻炒。

4 接著把豆腐麵和雜菜調味料加入一起拌炒。最
　後放上嫩葉蔬菜點綴即完成。

在咖哩中加入牛奶也十分合適，不過如果是不容易消化牛奶的人，可以選擇用椰奶代替牛奶，就能製作出一道能感受到溫順滋味和異國香氣的咖哩料理。椰奶可以幫助降低膽固醇、提升免疫力，是備受矚目的健康食材之一，同時椰奶中富含的脂肪，也有助於提高南瓜中抗氧化營養物質——β-胡蘿蔔素的吸收率。

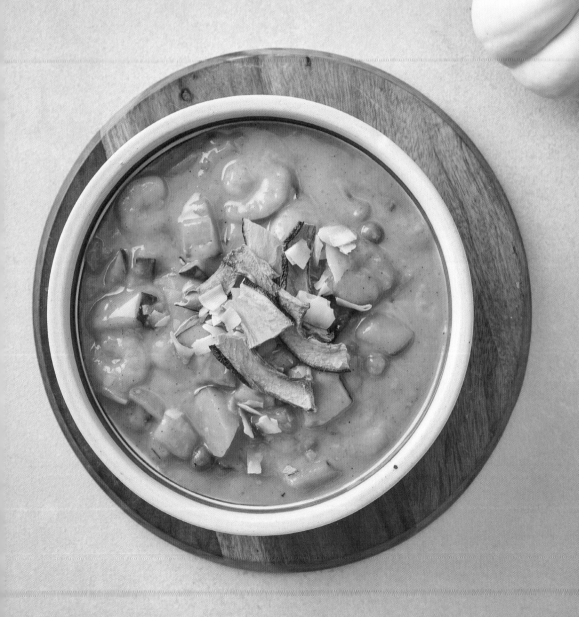

南瓜椰汁咖哩

1 人份 卡路里：455 大卡 / 蛋白質：24 公克

材料：2 人份

南瓜 50 公克

胡蘿蔔 20 公克

洋蔥 30 公克

韭菜 6 公克

豌豆 6 克

蝦仁 50 公克

椰奶 60 公克

咖哩粉 20 公克

橄欖油少許

蔬菜高湯· 230 公克

*蔬菜高湯（參照 p.41）

白蘿蔔 500 公克

洋蔥 100 公克

蔥 50 克

昆布 35 公克

乾香菇 5 公克

水 2 公升

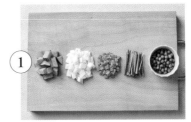

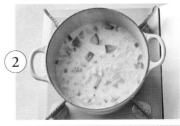

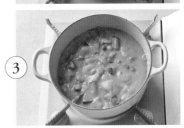

製作

1 將南瓜、胡蘿蔔、洋蔥洗淨後削皮，切成一口
  大小的塊狀，韭菜洗淨後切成5公分的長段，
  豌豆則浸泡在水中備用。

2 在湯鍋中倒入橄欖油，先翻炒胡蘿蔔和洋蔥，
  接著放入南瓜、豌豆，並倒入椰汁和蔬菜高
  湯煮滾。

  tip 如果用椰子油代替橄欖油，能讓咖哩散發出更濃
  郁的香氣。

3 待湯滾後放入韭菜、蝦仁和咖哩粉，充分攪拌
  均勻並再次煮滾即完成。

營養滿分的健康飲料

　　抗癌管理時絕對不能缺乏營養，如果透過正餐無法攝取到充足的營養素或卡路里，一定要透過點心來補充。點心的種類和數量，建議可以根據患者的進食程度來決定。一般來說，適度補充牛奶或水果應該就足夠了。不過如果由於抗癌治療或手術後的副作用導致食量銳減，單吃牛奶和水果是不夠的，還需要額外攝取含有穀物的奶昔、營養粥等卡路里和營養素更為豐富的點心。本章介紹營養滿分的各色飲料，既適合當作健康點心，而如此具有充分飽足感的飲料也能用來代替正餐。

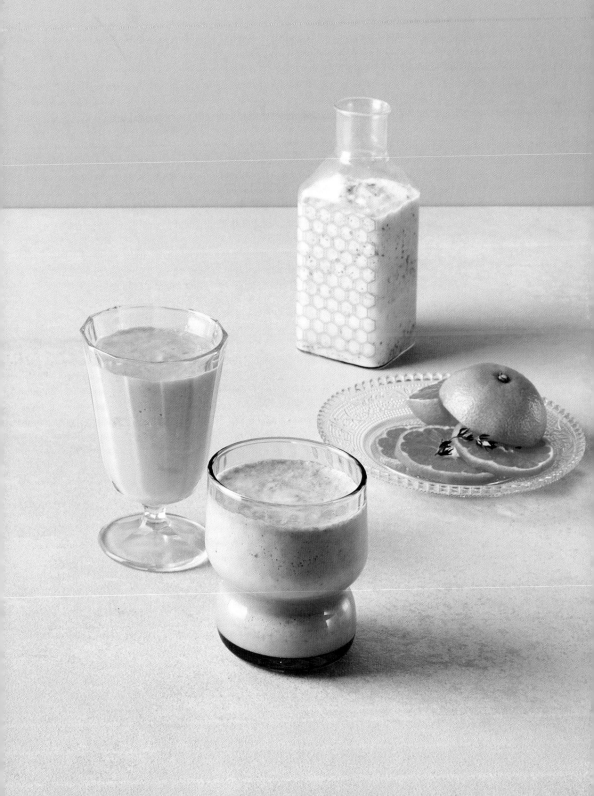

在菜單的安排中蔬菜類稍嫌不足時，可以將各種蔬菜用果汁機攪打、製成奶昔當作點心享用。建議把蔬菜煮熟後，再研磨成奶昔，更有利於消化吸收。如果想攝取飲食中缺乏的膳食纖維和抗氧化成分，就需要根據身體狀態調節攝取量。不過這道料理富含大量的膳食纖維，因此有膳食纖維攝取限制的患者要特別留意。

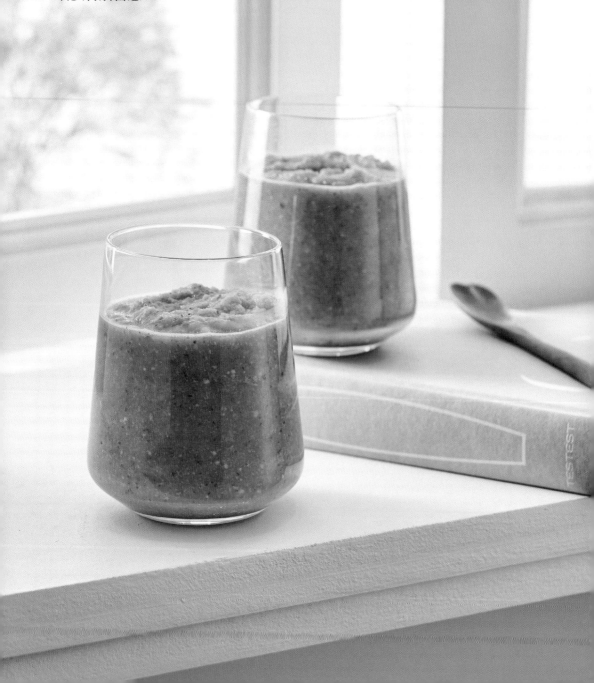

蔬菜思慕昔

1 人份 卡路里：128 大卡 / 蛋白質：7 公克

材料：2 人份

高麗菜、綠花椰菜各 50 公克
小番茄、胡蘿蔔、蘋果各 50 公克
甜菜根 20 公克
杏仁 10 公克

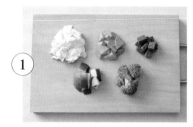

製作

1 將高麗菜、綠花椰菜、胡蘿蔔、甜菜根、蘋果洗淨後切成一口大小的塊狀。

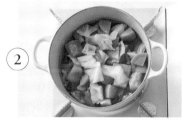

2 在滾水中放入高麗菜、胡蘿蔔、甜菜根、蘋果，煮5分鐘。

3 接著，再放入綠花椰菜和小番茄，繼續煮1分鐘。

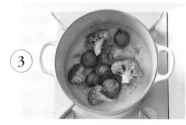

4 把煮熟的蔬菜、水果和杏仁放入果汁機攪打均勻即完成。

tip 可以做得濃稠一點，用湯匙舀著吃，也可以加水稀釋後當作飲料來喝。只要根據患者的狀態調整濃稠度即可。

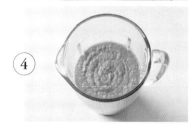

嫩豆腐不僅可以讓人直接攝取豆腐營養，吃起來的口感也更加細緻、柔軟。如果再加入果汁含量豐富的水果一起攪打的話，會細緻滑順道根本沒發現加進了豆腐的程度，因此很適合當作營養果汁的材料之一。柳橙味道溫和，對胃部造成的負擔也相對小，十分推薦打成果汁隨時享用。

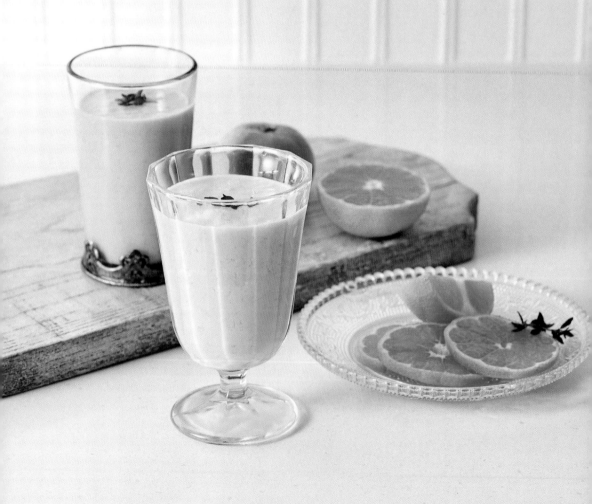

嫩豆腐柳橙汁

1 人份 卡路里：83 大卡 / 蛋白質：4 公克

材料：2 人份

柳橙 260 公克
嫩豆腐 130 公克
鹽少許

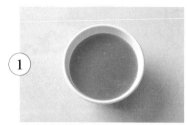

製作

1 柳橙洗淨後對半切，先用榨汁機榨出柳橙汁。

2 在果汁機中倒入柳橙汁、嫩豆腐和少許鹽，充
分攪打均勻即完成。

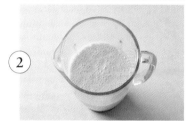

tip 根據個人喜好或不同季節，也可以選擇用柿子、
葡萄柚等水果製作。

牛奶是富含鈣和蛋白質的健康食物，如果再加上現磨的黑芝麻，不僅增添誘人的濃郁香氣，營養價值也更高。而黑芝麻牛奶就是一款可以同時攝取黑芝麻中的抗氧化成分及不飽和脂肪酸的健康飲料。嫩豆腐口感細嫩、氣味清淡，建議在需要補充鈣、蛋白質時，可以一併添加進去製作。

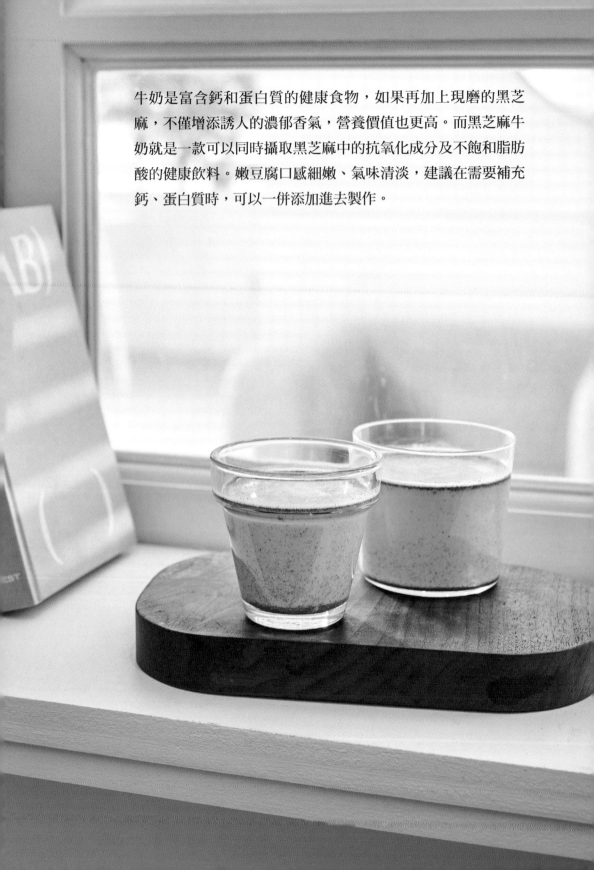

黑芝麻豆花牛奶

1 人份 卡路里：251 大卡 / 蛋白質：11 公克

材料：2 人份

黑芝麻 40 公克
嫩豆腐 40 公克
牛奶 400 克
鹽少許

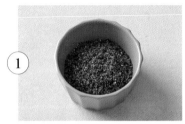

製作

1 用磨豆機將黑芝麻研磨成細緻的粉狀。

   tip 用一般的果汁機可能無法把黑芝麻研磨得細緻、
   均勻。如果家裡沒有咖啡磨豆機，也可以使用市售
   的黑芝麻粉代替。

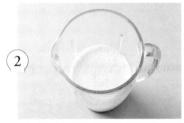

2 將牛奶和嫩豆腐放入果汁機攪打均勻。

3 在步驟②的牛奶中加入研磨好的黑芝麻和鹽，
   繼續攪打到適合食用的均勻程度即完成。

   tip 有些人喝牛奶容易引起消化不良，這時建議可以
   改用無糖豆漿製作。

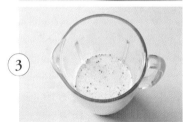

在沒有牛奶的情況下，將杏仁研磨製成杏仁奶，對於患有乳糖不耐症，或是無法消化牛奶的人來說，是一項很好的點心。此外，也十分推薦給糖尿病患者。杏仁富含抗氧化物質——維生素 E 和礦物質硒，不僅被公認為抗癌食物，還含有豐富的膳食纖維、維生素 B 群、Omega-3 脂肪酸。

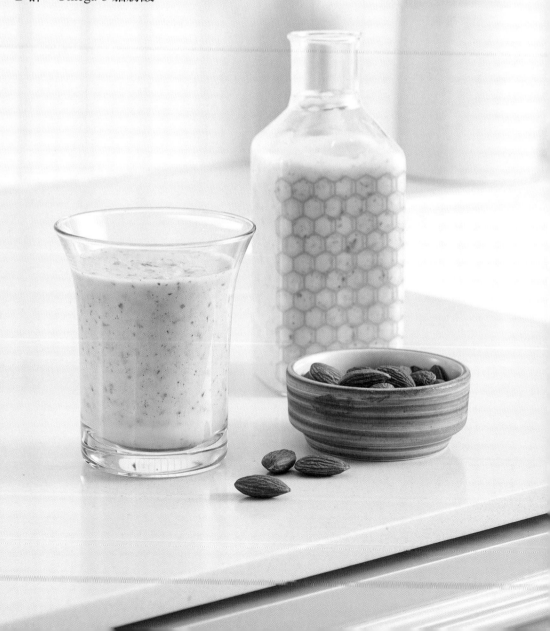

杏仁奶

1 人份 卡路里：261 大卡 / 蛋白質：9 公克

材料：2 人份

浸泡過的杏仁 130 公克
果寡糖糖漿 10 公克（1/2 大匙）
水 270 毫升
鹽少許

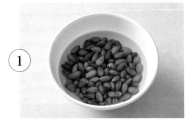

製作

1 杏仁放入水中充分浸泡約 8 小時。

2 將泡好的杏仁、果寡糖糖漿、鹽和水放入果汁機攪打均勻。

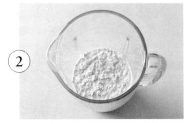

3 調節水量，調整出自己想要的濃稠度即完成。

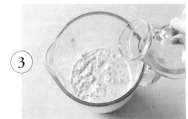

tip 建議最好可以在打好後直接飲用，就能完整吸收所有杏仁的營養成分。無法直接飲用時，也可以根據患者的狀態或喜好，用棉布過濾後再喝，口感會更好。

根據患者癌症類型與症狀量身訂製的處方

case 1 胃癌＋腹瀉 ▶ 一點一點進食、少量多餐

Q 我是被診斷為胃癌第三期的男性，今年五十五歲。目前已經做完了全胃切除手術（Total gastrectomy）*¹，正在接受抗癌治療，但是現在的我持續腹瀉，體重也不斷下降。想了解什麼樣的飲食療法才能戰勝手術的副作用？

A 做完胃癌手術後，出現腹瀉的原因有很多。吃得太多或吃得太快可能會導致腹瀉；糖分攝取過多或吃了太過油膩的食物、又辣又鹹的食物，或是冰冷的食物等等，這些也容易造成腹瀉。在胃癌手術結束之後，每次進食都需要慢慢地、多咀嚼幾次，千萬不要暴飲暴食。一下子吃進太多東西，最好可以少量多餐。

case 2 胃癌＋貧血 ▶ 攝取鐵和維生素 B

Q 我是七十一歲的男性，被診斷胃癌第二期，接受了亞全胃切除的手術（Proximal subtotal gastrectomy）*²。後來在血液檢查中驗出我有貧血症狀，想了解管理營養的訣竅是什麼？

A 胃部中分泌的胃酸可以促進鐵質的吸收，經過全胃切除手術或亞全胃切除手術後，就可能會由於胃液分泌不足而經常出現缺鐵性貧血，因此這時需要服用或是注射鐵劑，吃份量充足的肉類、魚貝類、深綠色蔬菜等含鐵食物。除此之外，還可能出現巨母紅血球性貧血症狀（Megaloblastic Anemia）*³。胃部會產生分泌內在因子（Intrinsic Factor），是幫助小腸吸收維生素 B_{12} 的必須物質；如果手術後有內在因子缺乏的情況，維生素 B_{12} 也會跟著不足。維生素 B_{12} 是關係到細胞代謝的重要營養素，缺乏時會出現疲勞、乏力、記憶力衰退等症狀，所以務必要必須充分攝取。關鍵是要多吃富含維生素 B_{12} 的肉類、家禽類、魚貝類，也要定期檢查血液中維生素 B_{12} 的濃度是否正常。

---

*譯註 1：全胃切除術Total gastrectomy，即是將胃部全部切除。資料來源／馬偕醫院官方網站
*譯註 2：上端側的亞全胃切除術（Proximal subtotal gastrectomy）：這手術除去胃底部、賁門與其附近的組織。食道下端有需要時也會被切除。因為胃部淋巴的流向，與胃裡有多處發生原發性癌變的可能，外科醫師少做如此的切除方式，大多直接做全胃切除。資料來源／馬偕醫院官方網站

甲狀腺癌 + 放射性碘治療 ➡ **限制碘質的攝取**

Q 我是接受了甲狀腺癌手術後,即將要做放射線治療的四十二歲女性。主治醫生要求我進行低碘飲食,具體來說我應該要怎麼吃呢?

A 如果想讓放射性碘治療的效果更好,就要降低體內的碘質含量、提高甲狀腺組織和癌細胞對放射性碘的攝取。因此,在治療之前一定要進行低碘飲食,藉此減少從食物當中吸收的碘質,避免妨礙到人體對放射性碘的吸收。

低碘飲食建議在治療前兩週左右開始進行,並一直持續到治療結束後的第五至第七天。紫菜、海苔、海帶、海菜等藻類,以及各種海鮮當中碘質的含量都相當豐富,海鹽的含碘量也不少,最好可以限制這一類食物的攝取。另外,也需要儘可能地避免外出用餐、避免食用加工食品。

case 4 甲狀腺癌 + 手腳發麻、刺痛 ➡ **補充鈣質**

Q 我是五十一歲的男性,被診斷罹患了甲狀腺癌,已經做完手術療程。不過我在手術後持續都有四肢發麻、刺痛的症狀,請問哪一種飲食療法能幫助改善呢?

A 在甲狀腺癌手術之後,碰到四肢發麻、刺痛的症狀,這和副甲狀腺功能過低有關。副甲狀腺具有適度維持血液中鈣離子濃度的功能,如果其功能受損,就會造成血液中鈣離子的濃度下降,導致體內因鈣質不足而出現肌肉痙攣等的僵直症狀。如果遇到副甲狀腺功能過低、鈣離子的數值下降,建議最好多吃鈣離子含量豐富的食物,例如乳製品、帶骨一起食用的魚、豆腐等都是鈣含量豐富的食物。

---

*譯註 3:巨母紅血球性貧血症狀(Megaloblastic Anemia):惡性貧血也稱「巨紅血球母細胞貧血」,惡性貧血是一個專有名詞,而不是指嚴重的貧血或是治療不易的貧血。症狀常有舌頭發紅發亮、疼痛或灼熱感,較容易發生在四十歲以上的族群,因胃的分泌液會隨著時間增加而遞減,導致腸胃道吸收維他命B12的功能變差,使紅血球量下降。資料來源 / https://www.ihealth.com.tw/article/

case 5 肺癌＋桑黃療法 ⇒ **以均衡飲食代替民俗療法**

Q 我目前負責照顧一位肺癌第二期的七十六歲男性，他現在已經做完手術，正在接受抗癌治療。據說桑黃對抵抗癌症有很多好處，讓患者多喝泡桑黃的水能讓病情好轉嗎？

A 在抗癌治療過程中沒有需要特別小心的食物，不過一定要留意坊間民俗療法推薦的保健食品或藥物。大部分的民俗療法並沒有足夠的科學資料可以分析其作用及功效，因此我們並不知道若將民俗療法和抗癌治療並行會有什麼樣的交互作用，此外也有可能出現中毒的狀況。

與其仰賴民俗療法，不如做到均衡飲食。均衡攝取各類食物，充分補充卡路里、蛋白質、維生素和礦物質等營養成分，才是最安全、最好的飲食方法。

case 6 肺癌＋牙齒較脆弱 ⇒ **選用能妥善進食的方法飲食**

Q 我是五十六歲女性，肺癌第三期。因為牙齒的問題，我要吃下東西很不容易，所以東西都是磨碎來吃，這樣在營養方面會不會有問題？

A 將食物磨碎來吃，營養素的確或多或少會被破壞，跟直接吃相比，缺點是能攝取到的營養比較少，但優點是這樣進食反而有助於人體吸收營養素。不管運用哪一種形式，妥善進食是最重要的，所以最好選擇自己能好好進食的方法用餐。如果進食尚有困難，也可以利用乳清蛋白飲等飲品幫助補充營養。

case 7　大腸癌 + 體重增加 ▶ 規律運動，攝取膳食纖維

Q 我是四十六歲的男性。在一年前體檢時被診斷出大腸癌第一期，接受了內視鏡切除手術，也做了抗癌治療。不過我在治療之後，體重不斷增加，所以很擔心自己的狀況。

A 有很多人在做完大腸癌治療後體重增加。在癌症治療的過程中，最優先要考量的是攝取充分的營養，不過如果手術或抗癌化學治療結束後，已經過了一年左右的時間，那麼體重管理的重要性也不亞於營養的攝取。這是因為體重增加會提高大腸癌復發的機率和死亡的風險。

建議大腸癌治療後的體重，最好可以維持在和治療前相似的體重。不要過度攝取卡路里，同時也要規律運動、讓身體多多活動。另外，要限制動物性脂肪的攝取和飲酒，也要多吃新鮮的蔬菜和水果來增加膳食纖維的攝取量。

case 8　大腸癌 + 憂鬱情緒 ▶ 改變飲食氛圍

Q 患者在被診斷罹患大腸癌之後，因憂鬱情緒拒絕進食。他已經年過八十歲的高齡，所以非常擔心他拒絕吃飯會造成營養不足。

A 經常會看到患者因為癌症引起的恐懼或憂鬱情緒，出現沒有食欲或拒絕進食的狀況。這個時候不要勉強他，而是要幫助患者自己願意進食。為了讓他經常都可以吃一點東西，不要拘泥於既定的吃飯時間，盡可能在他身體狀態比較好時進食，像是把點心放在他附近，讓他一有食欲時能方便食用，這也是很好的方法。還有一個方式是轉換吃飯的時間、地點和氛圍。如果可以播放音樂或更換桌布、餐具等等，就能更有效地轉換心情。

case 9 前列腺癌 + 黑豆療法 ▶ 攝取多種不同的食物

Q 我是被診斷出前列腺癌第三期的七十一歲男性。我目前正在接受男性荷爾蒙抑制治療，聽說黑豆的效果很好，所以一直拚命吃，結果好像吃得太多了，不知道有沒有關係？

A 有許多研究指出豆類有減少男性荷爾蒙的效果，而隨著越來越多人知道這一點，許多患者在和前列腺癌奮戰的過程中，過於偏重對豆類的攝取。尤其是黑豆，儘管豆子本身的營養成分與其他豆類食物並沒有太大的差異，不過黑豆表皮上的胺基酸和有益於抗癌的花青素等成分比其他豆類更為豐富，因此相當受到歡迎。

然而，一次性地食用大量豆類，可能會導致營養失衡。不僅是黑豆，對癌症有益的其他食物也都是如此。偏重特定的食物或營養素，會讓部分營養素過剩，也會讓其他重要營養素和總熱量不足，反而對患者造成不良影響。請務必謹記，一定要均衡地吃下各種不同的食物，攝取足夠的卡路里、蛋白質、維生素、礦物質，才能維持良好的營養狀態。

case 10 前列腺癌 + 體重減少 ▶ 運用不同的烹調方法刺激食欲

Q 我是六十一歲的男性。我被診斷出前列腺癌第二期，目前正在接受治療，但體重卻持續下降。想了解有沒有什麼可以增加體重的好方法呢？

A 在癌症治療過程中出現體重下降的情況十分常見，體重下降會使患者變得虛弱，對癌症的抵抗力和治療效果也會隨之下降，因此需要格外留意。為了預防這種情況，建議務必充分攝取卡路里和蛋白質等營養。可以透過各種方法刺激食欲，同時利用點心增加食用的份量。運用不同的烹調方法改變食物風味，也是恢復胃口的方法之一，例如當患者覺得肉類吃起來有苦味而不想吃時，可以將肉浸泡到果汁裡面，或是和水果罐頭一起烹調改變風味，就能有效改善。

case 11 脂肪肝 + 有發展為肝癌的風險 ▶ 節制飲食、戒酒

Q 我是三十三歲的男性，在健康檢查中發現我有脂肪肝，準備要接受治療。我擔心脂肪肝會發展成肝癌，有沒有什麼食物可以預防這種情況的發生呢？

A 糖尿病或肥胖引起的脂肪肝問題和暴飲暴食有關，因此養成節制飲食的生活習慣非常重要。例如，要是計劃在飯後吃水果，為了避免糖分攝取過多，在正餐中最好可以少吃含有碳水化合物的食物。透過這種方式調節，並在每次吃飯時都注意營養素和卡路里的均衡。

還有一個正確答案，就是限制飲酒。酒精是在肝臟中進行代謝，因此喝酒對肝臟的負擔也會相對變重，進而導致肝功能下降，再加上酒會降低抑制癌症發生的免疫功能，所以一定要避免。

case 12 肝癌 + 葡萄酒療法 ▶ 必須戒酒

Q 我是四十一歲的女性，被診斷出肝癌初期，兩個月前進行了肝臟的切除手術，現在正在療養。我聽說每天喝一杯葡萄酒有益健康，所以諮詢一下這是否屬實。

A 法國一篇流行病學的調查曾報導，每天少量飲用葡萄酒的人，發生缺血性心臟病的機率較低。儘管如此，在醫學上針對這項調查結果的立場有諸多分歧，而且最重要的是這點和肝癌並不相關。稍有不慎，就可能為了預防心臟病，而造成肝癌惡化的風險。沒有哪一種酒是對肝臟有益處的。

酒並沒有營養價值，而且比其他營養成分吸收得更快，大量飲用容易引發酒精中毒。此外，酒不僅會降低食欲，還會妨礙營養素的消化、吸收，導致人體處在營養不均衡的狀態。總而言之，酒是一項讓健康惡化的食物。

case 13　乳癌 + 素食療法　▶ 充分攝取營養很重要

Q　我是乳癌第一期的患者，今年三十五歲，接受了保守性乳房切除手術。我覺得原因可能是我在被診斷以前吃了太多的肉類，所以為了避免復發，我正在嘗試吃素。最近經常聽到有人說吃素對健康不好，我應該要繼續嘗試嗎？

A　肉類中的動物性脂肪，吃太多對身體不好，這是患者在罹患癌症前一再被強調的健康注意事項。主因應是要避免肥胖、維持理想體重，進而守護健康。但這並不代表已經罹患癌症的人，攝取動物性脂肪就會讓癌症惡化或造成癌症復發。

在癌症手術和治療中，體力比其他任何事情都更優先，因此儘量攝取充足的營養是最為重要的。接受治療時，往往會出現體力消耗嚴重、體重急劇下降的情況，因此要注意充分攝取高蛋白食物，藉此維持正常體重。充分攝取牛肉、豬肉、雞肉等肉類補充體力，反而有助於癌症的治療。

case 14　乳癌 + 抗荷爾蒙治療　▶ 減少雌激素的攝取

Q　我是三十九歲的女性，我已經做完乳癌手術，準備接受抗荷爾蒙的治療。我想知道未來進行抗荷爾蒙治療時，有哪些食物需要限制攝取？還有飲食規劃的方向及原則。

A　進行乳癌抗荷爾蒙治療時，攝取過量的植物性雌激素會對治療產生不良影響，所以需要加以限制，像是含有大量植物性雌激素的食物，包含豆腐、清麴醬、納豆、豆漿等以豆類為主要成分的食物，以及石榴、亞麻籽、葛根、當歸、紫蘇等等。

即使這些食物當中含有大量植物性雌激素，也並非絕對禁止食用，只要注意幾個方面就可以了。第一，不要一次吃太多；第二，不要長期吃一兩種特定的食物；第三，不要服用濃縮汁或藥丸類的藥劑。

如果要吃豆腐的話，請用 1/5 塊（80 克）的豆腐搭配蔬菜來規劃菜單。在沒有吃豆腐配菜時，一天可以喝一杯（200 毫升）豆漿當作點心。但是請記得，一定要避免長期食用同一種食物，像是餐餐都吃豆腐或每天都泡黃豆粉來喝等。正如之前多次強調過的，均衡攝取多元豐富的各種配菜非常重要。

case 15 卵巢癌 + 免疫力低下 ⏩ **根據狀態均衡飲食或煮熟食用**

Q 我是三十多歲的女性，做完卵巢癌手術後，正在接受抗癌治療。我聽說做了抗癌治療後免疫力會下降，有哪些食物可以提升免疫力呢？

A 抗癌治療中免疫力低下是經常發生的副作用之一。如果患者的免疫力數值過低，建議根據需求採取避免生食的免疫飲食。不過一般來說，提升免疫力的飲食。和臨床上恢復過低免疫力的飲食，有著明確的差異，因此需要格外注意。必須先和主治醫生確認，目前需要的是一般性增強免疫力的食譜，還是已經處於免疫力低下的情況而需要進行免疫飲食。

一般的免疫力增強食譜的核心是均衡的營養攝取。雖然影響免疫力的營養素是從魚類、肉類中獲得的蛋白質，但是若想讓蛋白質被身體吸收，維生素和礦物質的作用就非常重要，因此食用含有這些營養的蔬菜和水果也很關鍵。
另外一種狀況，假如目前病患的免疫力已經大幅下降，那麼所有食物都應該要煮熟後再食用，避免食物刺激免疫系統。不僅生魚片等生食需要避免，連生鮮蔬菜、生鮮水果等都要加以限制。水果可以選用無菌包裝的罐頭水果、或煮滾一次後放涼的果汁等代替；吃飯前也要檢查配菜等所有食物是否都經過加熱烹調。

台灣廣廈 國際出版集團
Taiwan Mansion International Group

國家圖書館出版品預行編目（CIP）資料

這樣吃, 癌細胞會消失(抗癌飲食實用版)：第一本全方位抗癌食譜, 從「最佳日常管理餐」到「對應症狀治療餐」, 專家教你簡單好做、可以自己設計調配的專屬健康飲食法!/
AmazingFood 著 . -- 新北市：蘋果屋出版社有限公司, 2023.10
　面；　公分
　ISBN 978-626-97437-9-7(平裝)
　1.CST: 癌症 2.CST: 健康飲食 3.CST: 食譜

417.8　　　　　　　　　　　　　　　　　112013239

這樣吃，癌細胞會消失！【抗癌飲食實用版】
第一本全方位抗癌食譜，從「最佳日常管理餐」到「對應症狀治療餐」，
專家教你簡單好做、可以自己設計調配的專屬健康飲食法！

作　者／AmazingFood	編輯中心編輯長／張秀環
譯　者／彭翊鈞	編輯／陳宜鈴
	封面設計／林珈伃・內頁排版／菩薩蠻數位文化有限公司
	製版・印刷・裝訂／皇甫・秉成

行企研發中心總監／陳冠蒨	線上學習中心總監／陳冠蒨
媒體公關組／陳柔彣	數位營運組／顏佑婷
綜合業務組／何欣穎	企製開發組／江季珊・張哲剛

發　行　人／江媛珍
法　律　顧　問／第一國際法律事務所 余淑杏律師・北辰著作權事務所 蕭雄淋律師
出　　　版／蘋果屋
發　　　行／台灣廣廈有聲圖書有限公司
　　　　　　地址：新北市235中和區中山路二段359巷7號2樓
　　　　　　電話：（886）2-2225-5777・傳真：（886）2-2225-8052

代理印務・全球總經銷／知遠文化事業有限公司
　　　　　　地址：新北市222深坑區北深路三段155巷25號5樓
　　　　　　電話：（886）2-2664-8800・傳真：（886）2-2664-8801
郵 政 劃 撥／劃撥帳號：18836722
　　　　　　劃撥戶名：知遠文化事業有限公司（※單次購書金額未達1000元，請另付70元郵資。）

■出版日期：2023 年 10 月
ISBN：978-626-97437-9-7